Friedrich Hofmann

ARSEN ohne Spitzenhäubchen

Das Buch

Gifte haben in der Menschheitsgeschichte schon immer eine herausragende Rolle gespielt: Schon vor 3500 Jahren wurde Opium als Schlafmittel verabreicht, vor 2500 Jahren tauchte Haschisch erstmals in historischen Dokumenten auf und gleichzeitig brachte man Sokrates wegen seiner angeblich umstürzlerischen Ideen mithilfe des Schierlingstranks für immer zum Schweigen.
Die Geschichte der Gifte wird in diesem Buch anhand wichtiger Fallbeispiele erzählt. Dabei treten so unterschiedliche Charaktere wie der Dichter Heinrich Heine, die Serienmörderin Christa Lehmann und der unglückselige russische Spion Alexander Litwinenko auf, deren Schicksale zeigen, dass die Toxikologie zu den spannendsten Gebieten der modernen Wissenschaft gehört.

Der Autor

Friedrich Hofmann, geb. 1949, ist Professor für Arbeitsphysiologie, Arbeitsmedizin und Infektionsschutz an der Bergischen Universität Wuppertal. Er war bis 2011 Vorsitzender der Ständigen Impfkommission (STIKO) der Bundesregierung am Robert-Koch-Institut in Berlin. Bei Herder erschienen bislang: „Tödliche Welten. Die unglaubliche Geschichte von drei Medizinern, die Millionen Menschen das Leben retteten“ (2010), „Impfen. Wissen, was stimmt“ (2011).

Friedrich Hofmann

ARSEN ohne Spitzenhäubchen

Kleine Geschichte der Gifte

HERDER

FREIBURG · BASEL · WIEN

HERDER spektrum Band 6485

MIX
Papier aus verantwortungsvollen Quellen
FSC® C106847
www.fsc.org

Originalausgabe

www.herder.de

Umschlagkonzeption: Agentur RME Roland Eschelbeck
Umschlaggestaltung: Verlag Herder
Umschlagmotiv: © Lack-O'Keen · Fotalia.com / SpbPhoto · Fotalia.com

Satz: Layoutsatz Kendlinger Mediendesign, Freiburg
Herstellung: fgb · freiburger graphische betriebe
www.fgb.de

Printed in Germany

ISBN 978-3-451-06485-2

Inhalt

Ein giftiger Einstieg 7

Mit oder ohne Spitzenhäubchen? –
Was ist eigentlich ein Gift? 10

Gifte und Genussgifte im Altertum 23
Betelbissen – mehr als eine schlechte Angewohnheit? 25
Der Alkohol – Genussmittel und tödliches Gift 30
Cannabis – Teufelszeugs, Droge
oder nützliches Medikament? 46
Der Schierling und der Tod des Sokrates 53
Opium – Handelsware, Rauschgift, Medikament 59
Arsen – Wunderdroge, Rauschmittel
oder doch nur ganz gewöhnliches Gift? 67
Blei – Werkstoff, Pigmentbildner und Mordgift 75

Gifte und Genussgifte im Mittelalter 92
Kaffee oder die unaufhaltsame Karriere
des „Türkentranks“ 93
Tabak 99
Das Antoniusfeuer oder ein Pilz erobert die Welt . . . 112

Die Geburt der Chemie im 18. Jahrhundert 122
Lachgas – auch heute noch ein nützliches Gift 124
Blausäure und Zyankali 134
Chloroform – Karriere eines Narkosemittels 142
Thallium – vom Enthaarungsmittel zum Mäusegift . 150
Parathion oder der Fall E 605 153

Arzneimittel als Gifte 160
Heroin – vom Schmerzmittel zum Rauschgift 163
Phenacetin – vom Wundermittel zum Verbot. 171
Thalidomid – vom Contergan-Skandal zur Renaissance eines geächteten Arzneimittels 176

Geheimdienstgeschichten 184
Ricin oder der giftige Regenschirm 185
Sarin oder das „zufällige“ Pflanzenschutzmittel 191
Mord durch Strahlen: der Fall Litwinenko 197

Wird Deutschland entgiftet? Ein kleines Schlussgift 203

Bildnachweis 208

Quellennachweis 209

Ein giftiger Einstieg

Im Oktober 1992 erhielt der Göttingen Chemiker und Rechtsmediziner Harald Kijewski den Brief eines alten Mannes, der die ersten Jahrzehnte seines Lebens im nordöstlichen Ostpreußen verbracht hatte. Darin berichtete der Autor über den Tod seiner Verlobten, die 1934 im Alter von 26 Jahren plötzlich zu Tode gekommen war. Begonnen hatte die tödliche Erkrankung offensichtlich mit einer Lähmung der Beine, doch die Todesursache konnte nie ermittelt werden, obwohl sich Forscher der Universität Königsberg intensiv mit dem Fall befasst hatten. In seinem Standardwerk über die Untersuchung des menschlichen Kopfhaars bei rechtsmedizinischen Fragen zitiert Kijweski den alten Mann: „Wenn auch die Beteiligten verstorben sind und ich inzwischen das 85. Lebensjahr vollendete, habe ich nie die Hoffnung aufgegeben, die wahre Ursache noch vor meinem Ableben finden zu können, zumal dieser Tod ein Einschnitt in meinem Leben war, der nie verwunden wurde." Und nun folgt der Satz, der den Göttinger Rechtsmediziner geradezu elektrisierte: „Ich stellte nach der Erkrankung eine Haarlocke sicher, in deren Besitz ich noch heute bin."[1]

Kijewski, der aufgrund der Krankengeschichte von Anfang an eine Schwermetallvergiftung vermutete, ließ sich das Haar der Verstorbenen schicken und machte sich an die Arbeit. Moderne Methoden der Analyse von kleinsten Mineralstoffmengen wie die Atomabsorptions-Spektrophotometrie, die Emissionsspektralanalyse und rasterelektronenmikroskopische Methoden waren schon bei vorangegangenen Analysen von menschlichen und tierischen Haaren zum Einsatz gekommen – und auch dieses Mal trafen Kijewski und seine Mitarbeiter ins Schwarze: Ein um das zwanzigfache erhöhter Bleiwert deutete von Anfang an auf eine nicht natürliche Todesursache hin; denn in der Region, in der die Verlobte gelebt hatte, gab es Anfang der 1930er Jahre kaum Autoverkehr und schon gar keine Blei verarbeitende Industrie. Deshalb mussten die Werte als Folge einer schweren Bleivergiftung gewertet werden – und der alte Mann konnte sicher sein, dass seine Verlobte einem Giftanschlag zum Opfer gefallen war. Dass in der Folge zahlreiche Zeitungen über den Fall berichteten, war von vornherein vorauszusehen – und als Kijewski einige Jahre später Haare von Heinrich Heine mit einem ähnlichen Ergebnis untersuchte, kam es zu einem regelrechten Medienspektakel – ein Zeichen dafür, dass Gifte und Giftmorde ein immer noch faszinierendes Thema sind – und es vermutlich auch bleiben werden; denn einerseits werden die Methoden, mit deren Hilfe man selbst kleinste Spuren von Giften nachweisen kann, immer zuverlässiger und auf der anderen Seite kann man bei immer weiteren Substanzen die Wege nachvollziehen, die sie im Stoffwechsel nehmen und die für ein möglicherweise tödliches Ende der Vergiftung verantwortlich zu machen sind.

In diesem Buch soll die Geschichte der Gifte anhand einiger besonders prägnanter und auch faszinierender Fälle nachgezeichnet werden – von den Anfängen vor 10.000 Jahren bis hin zu den Modegiften des 19. Jahrhunderts, den Giftgasen des Zweiten Weltkriegs und den verbrecherischen Anschlägen diverser Geheimdienste während der Zeit des Kalten Krieges. Aber nicht nur die krank machende Wirkung einiger wichtiger Gifte soll beleuchtet werden, sondern auch die durchaus segensreichen Effekte einiger Substanzen, die zur

Schmerzbekämpfung oder bei der Narkose eingesetzt werden und die nur bei zu hoher Dosierung in ihr Gegenteil umschlagen; denn schon seit einem halben Jahrtausend ist der Satz des Paracelsus bekannt: Die Dosis macht das Gift...

Mit oder ohne Spitzenhäubchen? – Was ist eigentlich ein Gift?

1944 kam ein Film des US-amerikanischen Regisseurs Frank Capra in die Kinos, der bereits als Theaterstück große Erfolge hatte feiern können. 13 Jahre später erlebte der Streifen dann auch in Deutschland einen erfolgreichen Start. Die grausame Geschichte handelt von Abby und Martha Brewster, zwei liebenswürdigen alten Damen, die ältere, einsame Herren mit Arsen umbringen. Um den Todestrank noch wirksamer werden zu lassen, mischen sie zusätzlich Zyankali und Strychnin in den Wein, den sie ihren Pensionsgästen kredenzen. Unter dem Titel „Arsen und Spitzenhäubchen" wird der Streifen mit Cary Grant als Neffe Mortimer Brewster, der die Morde aufklärt, in der Hauptrolle auch heute noch erfolgreich in den Kinos dieser Welt gezeigt. Die große Resonanz beim Publikum rührte sicherlich vor allem daher, dass er seinen Zuschauern für knapp zwei Stunden eine Ablenkung von den langweiligen Problemen des kleinbürgerlichen Alltags garantierte. Gleichzeitig war der Erfolg auch ein Beleg dafür, wie faszinierend die Welt der Gifte sein kann und wie grausam die sonst so segensreiche – siehe die Entwicklung von Medikamenten –, aber auch gefährliche Chemie – siehe Umweltverschmutzungen und Chemieunfälle – in das Leben der Menschen eingreifen kann.

Die Entwicklung der Toxikologie und die Lehren des Paracelsus

Dass die Lehre von den Giften von jeher für die Menschen aller Epochen ein Faszinosum war, zeigen uns zahlreiche historische Dokumente mit der Erwähnung wichtiger chemischer Verbindungen, unheimlicher Tiersekrete, tödlich wirkender Pilzgifte oder segensreicher Pflanzenextrakte. Der erste Theoretiker der Toxikologie – wie die Wissenschaft von der Wirkung der Gifte genannt wird – war jedoch weder ein Römer noch ein Grieche, sondern der 1493 in der Nähe von Einsiedeln in der Schweiz geborene Paracelsus: „Alle Dinge sind Gift und nichts ist ohn' Gift; allein die Dosis macht, dass ein Ding kein Gift ist."[2] Dieser berühmte Satz des eigentlich unter dem Namen Philippus Theophrastus Bombastus von Hohenheim bekannten Gelehrten gilt heute als Meilenstein in der Geschichte der Toxikologie und stellt so etwas wie die Gründungsurkunde dieser Wissenschaft dar.

Paracelsus, ein Zeitgenosse Martin Luthers, äußerte in Bezug auf die Bedeutung der deutschen Sprache ähnliche Ansichten wie der Reformator; denn er pflegte seine medizinischen Vorlesungen an der Universität zu Basel nicht auf Latein, sondern in deutscher Sprache zu halten und lud, zum Ärger seiner Fachkollegen, ausdrücklich auch Nichtmediziner zur Teilnahme ein. Dabei betonte er immer wieder die Bedeutung der Alchemie für das Verständnis der Medizin. So war es denn kein Wunder, dass er wegen seiner unorthodoxen Ansichten von vielen Zeitgenossen geschmäht, wenn nicht gar für gefährlich gehalten wurde. Das ging am Ende so weit, dass man ihm offen nach dem Leben trachtete, was ihn dazu veranlasste, Basel den Rücken zu kehren und sich im nahen Elsass anzusiedeln. Als er sich auch hier nicht mehr sicher fühlen konnte, zog er weiter durch Mitteleuropa und starb schließlich im Alter von nur 47 Jahren in Salzburg. Sein Tod, um dessen Ursache sich zahlreiche Spekulationen rankten, dürfte – wie man heute weiß – tragischerweise auf eine Vergiftung zurückzuführen sein. Eine vor nicht allzu langer Zeit vorgenommene chemische Analyse seiner Gebeine ergab eine um das Hundertfache (!) erhöhte Quecksilberkonzentration.

Für uns moderne Menschen, die wir tagtäglich mit dem Giftbegriff konfrontiert werden, erscheint das, was Paracelsus vor fast 500 Jahren formulierte, wie eine Selbstverständlichkeit, denn wir wissen genau, dass Arzneimittel in der richtigen Dosis helfen können, dass aber eine mehr oder weniger hohe Überdosierung zu bleibenden Schäden oder sogar zum Tod führen kann. Ebenso ist es mit den Auspuffgasen eines Autos: Atmen wir sie ein, so schaden sie uns kaum, lassen wir aber in einer verschlossenen Garage den Motor laufen, droht uns tödliche Gefahr durch das aus dem Auspuff entweichende Kohlenmonoxid. Gift ist also für uns ein Stoff, dessen Kontakt Schaden verursachen kann. Für den Chemiker ist es in erster Linie eine chemische Verbindung, eine fassbare Substanz, meist mit einem genau bestimmbaren Schmelzpunkt oder Siedepunkt, einer messbaren Dichte, häufig mit einer charakteristischen Farbe und möglicherweise auch mit einem typischen Geruch – bei Gasen sehr oft, bei Flüssigkeiten manchmal, bei Feststoffen so gut wie nie. Niemand von uns würde heutzutage auf die Idee kommen, hinter der Wirkung eines Gifts so etwas wie einen magischen Akt zu vermuten, wie man das regelmäßig im Altertum und im Mittelalter tat.

Unter „Gift“ verstehen wir heute also einfach eine Substanz, die einem Lebewesen – in unserem Fall einem Tier oder einem Menschen (von Pflanzen soll hier nicht die Rede sein) –

durch Überdosierung gesundheitlichen Schaden zufügt. Voraussetzung dafür ist, dass sie innerhalb einer bestimmten Zeit auf bestimmten Wegen – etwa über die Haut, den Magen-Darmtrakt oder über die Atemwege – in Kontakt mit diesem Lebewesen kommt, eindringt und in die inneren Organe – wie Herz, Leber oder Nieren – oder auch ins Zentrale Nervensystem gelangt.

Als Beispiel mag hier die Giftwirkung des Quecksilbers dienen, jenes einzigen flüssigen Metalls, das auch noch heute in zahlreichen Messinstrumenten, wie Thermometern oder Barometern, zu finden ist. Während das Einatmen von Quecksilberdämpfen recht schnell zur akuten Vergiftung führt, ist die Verabreichung in die Vene mit einer Spritze zwar wegen der Schwere des Metalls, das sich ständig in den Adern hin- und herbewegt, unangenehm, zunächst aber völlig harmlos. Ganz besonders gefährlich kann hingegen die Aufnahme von organischen, kohlenstoffhaltigen Quecksilberverbindungen werden – selbst wenn man mit ihnen nur über die Haut Kontakt hat: Auf diese Art kam eine US-amerikanische Metallforscherin zu Tode, obwohl sie bei ihren Versuchen auf die Schutzwirkung von Latexhandschuhen vertraut hatte. Das giftige Dimethylquecksilber, mit dem sie im Labor hantierte, gelangte sofort durch den intakten Handschuh auf die Haut, wurde innerhalb weniger Sekunden aufgenommen und verursachte schließlich eine tödliche Vergiftung, der die Forscherin ein knappes Jahr nach dem Arbeitsunfall trotz intensiver medizinischer Behandlung erlag.

Auch im Altertum – und nicht erst seit der Geburt der modernen Chemie – hat es schon zahlreiche Beschreibungen von Giften und ihren Wirkungen gegeben. So war bekannt, dass ein Extrakt des Gefleckten Schierlings, der in Europa an zahlreichen Bachläufen gedeiht, tödlich wirkt, wenn man nur eine genügend große Menge davon zu sich nimmt: Der Tod des Sokrates, von dem gleich noch die Rede sein wird, dürfte in diesem Zusammenhang vielen von uns bekannt sein. Auch die Giftwirkung von brennendem Schwefel war schon vor 2.000 Jahren bekannt – nicht bekannt war jedoch, dass es sich bei dem Oxidationsprodukt des gelben Elements, das bei der Verbrennung entsteht, um Schwefeldioxid handelt. Die Kenntnis der Giftwirkung allein aber war kriegerischen Völkerschaften Anlass genug, die jeweiligen Feinde mithilfe des stechend riechenden Gases regelrecht auszuräuchern – ein erstes Beispiel für die militärische Verwendung eines „Kampfgases", wie sie später vor allem im Ersten Weltkrieg eine Rolle spielen sollte. Auch dass häufiger Frauen zum Gift greifen, wenn sie den untreuen Ehemann oder den aufdringlichen Geliebten loswerden wollen, war schon vor vielen Jahrhunderten bekannt – schließlich konnten sie auf diese Art und Weise ihre geringeren Körperkräfte kompensieren und so den schießwütigen und prügelnden Männern Paroli bieten. Meist wurde zu diesem Zweck das Arsenik, die wichtigste Sauerstoffverbindung des Arsens, verwendet – heute unter dem Namen Arsen(tri)oxid bekannt –, das bereits den alten Römern und den Arabern, die sie als Regionalmacht im Mittelmeerraum ablösten, als Mordgift bekannt war.

Pharmakologie und Toxikologie – zwei miteinander verwandte Wissenschaften

Erst zu Beginn des 18. Jahrhunderts, als die moderne Chemie von Forschern wie Humphry Davy, Joseph Priestley und Jörn Jakob Berzelius begründet wurde, die erste Elemente in Reinform gewinnen konnten und chemische Verbindungen zu synthetisieren begannen, und als schließlich der an einer Gewerbeschule in Berlin tätige Gelehrte Friedrich Wöhler mit seiner Harnstoffsynthese im Jahre 1828 das Dogma von der alleinigen Herkunft organisch-chemischer Verbindungen aus der belebten Natur widerlegte, begann die Toxikologie und mit ihr die moderne Rechtsmedizin zu blühen. Bald erkannte man, dass die Pharmakologie, die Lehre von den Arzneistoffen, und die Toxikologie, die Lehre von den Giften, zusammengehören, weil sie beide gemeinsamen Gesetzmäßigkeiten folgen. Mit der Geburt der Biochemie im 20. Jahrhundert – zunächst als „Hilfswissenschaft" der Physiologie, der Lehre von den Funktionen des Körpers, – wurden auch die Stoffwechselwege der Gifte sichtbar gemacht und die molekularen Grundlagen sowohl der Entgiftung als auch der Giftung – der Giftigmachung eines an sich ungiftigen Stoffs – im menschlichen Organismus nach und nach entschlüsselt.

Dem Prinzip des Paracelsus folgend propagierten zahlreiche Forscher, wissenschaftliche Fachgesellschaften und staatliche Kommissionen während der zweiten Hälfte des 20. und des beginnenden 21. Jahrhunderts Grenzwerte für eine Reihe von Giften in der Atemluft, bei deren Überschreitung gesundheitliche Risiken drohen. Und parallel dazu entwickelte sich die klinische Toxikologie weiter, deren Hauptziel darin besteht, Behandlungsmöglichkeiten für Vergiftungsfälle zu etablieren und gleichzeitig die Bevölkerung über die Folgen der Einnahme von Giften zu informieren – zum Beispiel mit Hilfe der bekannten „Gifttelefone“, die deutschlandweit Jahr für Jahr mehr als hunderttausendfach in Anspruch genommen werden.

Gift als Todesursache: Wie häufig kommt das vor?

Wenn man sich hierzulande auf die Suche nach der Häufigkeit von tödlichen Vergiftungen macht, wird man nicht sofort fündig. Zwar listet das Statistische Bundesamt Jahr für Jahr die wichtigsten Todesursachen auf – von „Verletzungen der Hüfte und des Oberschenkels", über „Verbrennungen oder Verätzungen", bis hin zu „Erfrierungen", doch beim Aufspüren von tödlichen Vergiftungsfällen wird es schwierig: Zwar gibt es eine statistische Kategorie (T36 – T50) mit der Bezeichnung „Vergiftungen durch Arzneimittel, Drogen und biologisch aktive Substanzen" mit 2.208 Fällen im Jahre 2010. Doch ebenfalls in die Kategorie „Vergiftung" sollten natürlich auch die Rubriken „Toxische Wirkungen von vorwiegend nicht medizinisch verwendeten Substanzen" (T51 – T65) mit 1.271 Nennungen und die Kategorie „Erstickung" (T71) mit 4.979 Todesfällen im Jahr 2010 fallen. Und um die Verwirrung perfekt zu machen, haben wir es auch noch mit den Kategorien „Folgen von Verletzungen, Vergiftungen und sonstigen Auswirkungen äußerer Ursachen" (T90 – T98) zu tun. Hierunter wurden 2010 von den Statistikern 194 Fälle subsumiert. Zählt man alle Kategorien zusammen, so kommt man immerhin auf jährlich etwa 8.650 Fälle, die man der Ursache „Vergiftung" zuordnen könnte. Und selbst wenn man die Zahl der sogenannten „Drogentoten" – 2.208 im Jahr 2010 – abzieht, bleibt immer noch die beachtliche Zahl von rund 6.400 übrig – zahlenmäßig etwa das Doppelte der jährlich durch Verkehrsunfälle zu Tode gekommenen Personen.

Schlüsselt man einzelne Kategorien – wie etwa die „toxische Wirkung von Alkohol" noch weiter auf, so erfährt man, dass von den 271 Todesfällen immerhin 46 auf Ethanol – also Schnaps – entfallen und einer auf Methanol, oder, dass von den sieben Todesfällen infolge einer „Einwirkung von halogenierten Kohlenwasserstoffen“ einer dem Tetrachlorkohlenstoff zuzurechnen ist, ein weiterer dem Dichlormethan und dass fünf Todesfälle durch Chloroform – ein früher beliebtes Narkosemittel – hervorgerufen wurden. Wer die stattliche Tabelle mit den Todesfällen durch Blausäure (3), Stickstoffoxid (18) oder Kohlendioxid (25) studiert, und wer erfährt, dass 2010 je zwei tödliche Vergiftungen durch Herbizide/Fungizide bzw. Rodentizide verursacht wurden, mit denen man normalerweise Unkraut, Pilze bzw. vorratsschädigende Nagetiere beseitigt, der könnte dem Glauben verfallen, dass alle Morde und Selbstmorde irgendwann doch ans Tageslicht kommen. Apropos „Selbstmord“: Kaum ein Zweifel dürfte daran bestehen, dass die Mehrzahl der 481 durch Kohlenmonoxid zu Tode gekommenen Menschen, Selbstmord begangen haben (was das Statistische Bundesamt auf Anfrage bestätigt). Allerdings verwundert bei der Aufschlüsselung dann doch die Tatsache, dass neben 56 unklaren Todesfällen durch das Gas nur 282 unter die Rubrik „vorsätzliche Selbstbeschädigung“, also Suizid fallen. Immerhin 6 Kohlenmonoxidtote waren einem „tätlichen Angriff“ zum Opfer gefallen und in nicht weniger als 137 Fällen ergaben die Ermittlungen, dass es sich um die Folgen eines Unfalls – etwa durch defekte Heizungen – gehandelt hatte.

Doch wenn man auf der anderen Seite in der wissenschaftlichen Literatur von dem ungeheuren Verdacht erfährt, wonach bis zu 98 Prozent der Giftmorde unentdeckt bleiben – auch wenn es natürlich eine Binsenweisheit ist, dass das Wesen der Dunkelziffer darin besteht, dunkel zu sein –, dann wird man sehr schnell von der allgemein verbreiteten Zahlengläubigkeit geheilt. Und deshalb darf man getrost davon ausgehen, dass zumindest mehrere Tausend Vergiftungsfälle jährlich eine ziemlich realistische statistische Angabe darstellen dürften. Grund genug jedenfalls, sich mit dem Problem näher auseinanderzusetzen.

Zu vermuten ist darüber hinaus, dass die Zahl der bekannten Gifte im Laufe der Jahre immer weiter zunehmen wird. Dies liegt einerseits daran, dass die naturwissenschaftliche Erkenntnis immer weiter fortschreitet und Stoffe, die noch gestern als nützlich galten – als Beispiele seien das Chloroform für die Narkose, das Phenacetin für die Schmerzbekämpfung oder das Contergan zur Behandlung von Schlafstörungen genannt –, heute plötzlich verboten oder in ihrem Vertrieb eingeschränkt werden müssen, weil sie mittlerweile als gefährlich für den Menschen eingestuft worden sind. Auf der anderen Seite werden tagtäglich irgendwo auf der Welt entweder neue pflanzliche Wirkstoffe entdeckt oder neue chemische Verbindungen synthetisiert, bei denen die Frage, ob sie für den Menschen giftig sein können oder nicht, zunächst unbeantwortet bleiben muss.

Neben den etwa 100 chemischen Elementen waren im Jahr 2000 bereits rund 20 Millionen (!) chemische Verbindungen registriert und jedes Jahr kommt eine gute halbe Million hinzu. Von all diesen Verbindungen dürften etwa 100.000 im Handel sein, doch nur bei einigen Tausend sind die toxikologischen Eigenschaften einigermaßen gut bekannt – und auch hier sind unliebsame Überraschungen für die Zukunft nicht auszuschließen. Das soll aber nicht heißen, dass man künftighin nur noch ein sehr eingeschränktes Leben führen können wird, weil man ja der Meinung sein muss, dass ohnehin die ganze Umwelt vergiftet werde; denn noch immer – und sicher auch in naher Zukunft – gilt der oben genannte Satz des Paracelsus von der Beziehung zwischen Menge und Gift.

Gift als Thema der Literatur

Dass das Thema „Gift“ im Übrigen schon immer – und vor allem in der Literatur – eine wichtige Rolle im Leben der Menschen gespielt hat, sollen exemplarisch vier mehr oder weniger bekannte, wahllos aus der Literaturgeschichte herausgegriffene Beispiele zeigen: Der Priester in Shakespeares „Romeo und Julia“ verabreicht Julia zunächst einen Schlaftrunk, der sie scheintot machen soll. In der Annahme, sie sei tot, legt sich Romeo neben seine Geliebte und greift selbst zum tödlichen Gift. Als Julia schließlich erwacht, sieht sie den toten Romeo neben sich und begeht konsequent mit dem Dolch Selbstmord.

Auch in einem weiteren Shakespeare-Stück, dem 1602 vollendeten „Hamlet“, geht es um Giftmord: Kürzlich ist der Vater des Prinzen gestorben und eines Nachts erscheint ihm dessen Geist, der behauptet, der König sei einem Giftanschlag zum Opfer gefallen. Während er im Garten geschlafen habe, habe man ihm einen giftigen Bilsenkrautextrakt ins Ohr geträufelt. Als es im weiteren Verlauf der Tragödie zum Duell kommt, hat Hamlets Onkel, der den Prinzen herausgefordert hat, seinen Degen mit einer giftigen Flüssigkeit behandelt. Während des Kampfes kommt es zunächst bei Hamlet zu einer Verletzung mit dem giftigen Degen und dann irrtümlicherweise zum Tausch der Waffen – und so stirbt auch der Onkel – ebenso wie die Königin, die aus einem Giftbecher auf das Wohl Hamlets getrunken hat. Am Ende erliegt auch der Prinz von Dänemark seiner Vergiftung und das Land fällt an den norwegischen König, dessen Truppen alsbald nach Helsingör vorrücken.

Auch Gustave Flauberts im 19. Jahrhundert entstandener Roman „Madame Bovary" endet mit dem Tod durch Gift: Emma, die untreue Frau des Landarztes Charles Bovary, die erst ein Verhältnis mit dem Grundbesitzer Rodolphe hat und später eine Affäre mit dem Anwalt Léon eingeht, gerät in finanzielle Schwierigkeiten, die sie nicht mehr lösen kann – und so stirbt sie am Ende selbstmörderisch an einer Arsenvergiftung, nachdem sie sich Zutritt zum Lagerraum einer Apotheke verschafft hat, wo die giftige Substanz gelagert wird.

Und auch in der deutschen Literatur des 20. Jahrhunderts spielt „Gift" eine Rolle, so beispielsweise in Alfred Döblins Erzählung „Die beiden Freundinnen und ihr Giftmord", in der der weltberühmte Schriftsteller und Autor von „Berlin Alexanderplatz" von einem Mordfall berichtet: Mit viel List und Heimtücke befördern zwei miteinander liierte Frauen den Ehemann der einen ins Jenseits.

Dass der Literatur auch in Zukunft das Gift als Sujet nicht ausgehen wird, dafür wird einerseits die wachsende Anzahl chemischer Verbindungen sorgen und andererseits die fast genauso schnell wachsende Zahl an Krimiautoren und -lesern: Gab es vor einem halben Jahrhundert in Deutschland nur zwei allgemein anerkannte große Taschenbuchreihen mit Krimis – bei Rowohlt und bei Goldmann die berühmten roten Taschenbücher –, so sind heutzutage fast alle Reihen bis hin zu den renommierten Suhrkampbänden mit Krimis durchsetzt und ein Ende dieser Entwicklung ist nicht abzusehen. Und von der wachsenden Zahl an Giftmorden im Fernsehen oder im Kino soll hier gar nicht erst die Rede sein. Bleibt die Feststellung, dass die Bedeutung der Gifte in Zukunft eher zu- als abnehmen wird und dass es schon deshalb lohnt, einen Blick hinter die Kulissen zu werfen, sich mit der historischen Entwicklung auseinanderzusetzen und sich dabei auch ein wenig voyeuristisch zu verhalten: Am besten dürfte es deshalb sein, wenn man im warmen Wohnzimmer bei einer heißen Tasse Tee oder einem schönen Glas Wein sitzt und sich vor Augen führt, wie gefährlich und giftig doch der Alltag sein kann – nur nicht der im eigenen Heim – es sei denn, man hätte eine böse Schwiegermutter, ein böses Kind, ein Lager voller Chemikalien, zu viel Geld auf dem Konto... Nein: Hören wir lieber auf und schauen, was uns die Geschichte der Gifte so alles lehrt. Dabei soll es sowohl um Einzelsubstanzen – wie etwa Arsenik, Blei oder Polonium – gehen, andererseits aber auch um Giftgemische wie Tabak, Kaffee oder Opium. Nicht berücksichtigt werden können jedoch Phänomene wie die Umweltverschmutzung – ein komplexes Gebiet, bei dem nicht nur verschiedene Gifte zusammenwirken, sondern auch klimatische Bedingungen eine entscheidende Rolle spielen – und klassische Lebensmittelvergiftungen – da bei diesen eher biologische Gesetzmäßigkeiten und Mikroorganismen eine Rolle spielen, die das Thema ins Uferlose führen würden.

Gifte und Genussgifte im Altertum

Die Unterscheidung von „Giften“ und „Genussgiften“ ist eigentlich eine willkürliche Einteilung, die nur eins deutlich machen soll: Dass wir durchaus dazu neigen, um des Genusses willen auch in Maßen giftige Substanzen zu uns zu nehmen, obwohl wir oft nur zu gut um deren Giftigkeit wissen. Dies gilt beispielsweise für den Betelbissen oder den Alkohol, das Haschisch oder auch das Opium, deren Effekte bereits allesamt mehrere Tausend Jahre lang bekannt waren, ehe man mithilfe moderner analytischer Methoden das Rätsel ihrer Wirkung lösen konnte.

Auch bei den „richtigen“ Giften, den Substanzen also, die nicht verabreicht wurden, um das Wohlbefinden zu steigern, sondern um zu töten, konnte man erst im 19. und 20. Jahrhundert die Wirkungsmechanismen erforschen und endgültig aufklären. Dazu ist etwa das Blei samt seinen Verbindungen oder der Schierling zu rechnen, der zur Vollstreckung der Todesstrafe eingesetzt wurde. Eine Mittelstellung zwischen den Begriffen „Genussgift“ und „Gift“ nahm lange Zeit das Arsenik ein: Während man in einigen Gebieten Österreichs den Stoff in geringerer Dosierung als Dopingmittel einnahm, tötete man anderswo mithilfe höherer Dosen. Damit kann das Arsenik als der Stoff betrachtet werden, auf den am ehesten die Worte von Paracelsus von der großen Bedeutung der Dosis zutreffen.

An dieser Stelle können nicht alle wichtigen Gifte porträtiert werden, deren Wirkungen bereits im Altertum bekannt waren

– ganz einfach deshalb, weil die Liste viel zu lang werden würde. Vielmehr sollen mit dem Betelbissen und dem Alkohol, dem Haschisch und dem Schierling, dem Opium und dem Arsenik sowie schließlich dem Blei und seinen Verbindungen sieben wichtige Substanzen bzw. Pflanzenextrakte vorgestellt werden, die in der Regel auch noch heute in verschiedenen Gebieten der Erde von Bedeutung sind.

Betelbissen – mehr als eine schlechte Angewohnheit?

Als ich mit zwei Freunden das erste Mal Südostasien bereiste, war ich auf den ersten Blick entsetzt über die zahlreichen Blutflecken, die sich auf den Straßen fanden: Das war in Thailand und Laos so, aber auch in Malaysia und in Indonesien: Überall fanden sich die Flecken und noch unappetitlicher waren die spuckenden, ansonsten aber durchaus freundlichen Bewohner dieser Länder: Wenn man ihnen zu nahe kam, hörte man richtiggehend, wie der Speichel im Rachen gurgelte und dann zielgerichtet in hohem Bogen irgendwo auf dem Boden landete. Da halfen offenbar auch die Verbotsschilder nichts, die ich Jahre später in einer Straßenbahn in Hongkong fand. Die ersten beiden Regeln auf diesen Tafeln lauteten:

- Spucken verboten
- Bei Taifun Fensterscheiben öffnen

Was hatte es nur mit all den Menschen auf sich, die eine erkennbar rote Brühe in die Gegend spuckten? Litten sie allesamt an Tuberkulose (die es in dieser Weltregion wesentlich häufiger gibt als in Mitteleuropa)? Oder war der Grund dafür doch ein ganz anderer und vielleicht völlig harmloser?

Schon ein erster zaghafter Blick auf die Spucker und ihre Münder und Zähne war dazu angetan, mich eines Besseren zu belehren; denn auch das Zahnfleisch in den oft schlecht sanierten Mundhöhlen mit ihren abgenutzten Zahnstummeln war teilweise tiefrot gefärbt. Und als ich schließlich einen Straßenhändler, der mir einen seiner exotischen Vögel zu verkaufen versuchte, nach dem merkwürdigen anatomischen Befund fragte, erntete ich nichts als schallendes Gelächter. Dann erklärte mir der Mann, dass die Ursache für die Rotfärbung völlig harmlos sei, weil es sich um eine weitverbreitete Gewohnheit handele, nämlich das Kauen von Betelbissen. Und dann zeigte er mir die schönen schlanken, gut und gerne 30 Meter hohen Palmen, die die Straße säumten (und die ich zunächst für Kokospalmen gehalten hatte) und erklärte mir die Technik des Betelkonsums: Gekaut werde nämlich nicht eine der jährlich bis zu 500 und mehr auf einem Baum wachsenden Nüsse, sondern lediglich die Samen. Und dann zeigte er mir einen Sämling von etwa fünf Zentimetern Durchmesser und das faserige Fruchtfleisch, das dazugehörte. Gleichzeitig warnte er mich davor, den Samen ohne Zusatz zu kauen, denn das täte hier kein einziger normal denkender Mensch:

„Zu bitter, zu bitter", sagte er und wies dann darauf hin, dass man zunächst ein Blatt des Betelpfeffers nehme und darin eingerollt die Samen zusammen mit etwas „gelöschtem" Kalk sowie mit Gewürzen wie Nelken, Zimt, Minze oder Anis kaue.

„Und warum macht man das?", wollte ich wissen.

„Damit man sich wohlfühlt."

„Und das ist alles?"

„Nein, man wird auch leistungsfähiger und dann wird man…"

„Ja was denn nun?"

„Man…"

Ich schaute ihn verständnislos an, doch dann gab er mir mit zwei einfachen Bewegungen seiner Hände zu verstehen, was er meinte, nämlich „… die Liebe, Sie verstehen schon, oder?"

Er meinte also die aphrodisierende Wirkung des Betelbissens und deutete dann in Richtung einer kleinen Bude, in der die Betelbissen von zwei tatsächlich äußerst sparsam bekleideten jungen Damen verkauft wurden.

Außerdem, so meinte er, sei das Ganze auch noch verdauungsfördernd…

„…und gar nicht schädlich?“

„Nein, überhaupt nicht, denn schließlich machen wir das schon seit vielen 1.000 Jahren so.“

Das war's. So hatte ich meine erste Lektion in Sachen Betelnuss bekommen und hatte dabei gleich eine ganze Menge über die Nuss gelernt, deren Verbreitungsgebiet sich von Madagaskar im Westen über Süd- und Südostasien bis hin nach Neuguinea erstreckt und im Norden den gesamten chinesischen Küstenraum umfasst.

Wer sich in die umfangreiche toxikologische Literatur zu diesem Thema vertieft, gewinnt einen ganz anderen Eindruck vom Betelbissen, als es mir der fröhliche Vogelhändler hatte glauben machen wollen. Das in den Betelnusssamen enthaltene Arecolin, der Ester einer ringförmigen organischen Säure, bringt es im Tierversuch auf eine LD_{50} (letale Dosis, d.h. tödliche Dosis, die durchschnittlich 50 Prozent der beobachteten Versuchstiere sterben lässt) von nur etwa 100 mg/kg Körpergewicht, wenn man die Substanz einer Maus unter die Haut spritzt und etwas mehr als 30 mg, wenn man es gleich in die Vene verabreicht. Das würde, wenn man das Ganze eins zu eins auf einen 70 kg schweren Menschen umrechnet, bedeuten, dass man mit etwa 2 g die Hälfte der so traktierten Personen umbringen könnte: und tatsächlich gibt es Fallberichte, wonach der Konsum von etwa 8 g Betelnuss durch Atemlähmung unweigerlich zum Tode führt. Verabreicht man eine geringere Dosis, so können immer noch Erbrechen, Durchfälle, Zittern und Magenkrämpfe die Folge sein.

Die Süd- und Südostasiaten wissen dies durch die Zugabe von Kalziumhydroxid zu verhindern: Der „gelöschte“ Kalk sorgt nämlich dafür, dass beim Kauen aus Arecolin über eine sogenannte Verseifung das mindergiftige Arecaidin und Methanol entstehen. Zwar ist auch Methanol giftig, doch die hier auftretende Menge ist im Vergleich zur Wirkung von Arecaidin, das beim Kauen mit dem Kalziumhydroxid entsteht, unerheblich. Bei oraler Gabe von Arecaidin konnte man bei Mäusen eine LD_{50} von nur noch 850 mg/kg Körpergewicht feststellen. Die neurologischen Folgen der Arecaidingabe sind dabei ebenfalls untersucht worden. Sie zeigen, dass das Gift über das Kleinhirn auf die Motorik des Betelnutzers einwirkt und darüber hinaus zu leichter Benommenheit führt. Zusätzlich wirkt auch noch das im Betelblatt vorhandene Eugenol, das man auch in Gewürznelken findet: Diese Verbindung kaschiert den bitteren Geschmack des Betelsamens und wirkt gleichzeitig lokalanästhetisch. Deshalb wurde es früher auch gern von Zahnausreißern und anderen zahnärztlich Tätigen eingesetzt, um die schmerzhaften Folgen ihres Tuns zu mildern.

Was das Suchtpotenzial des Betelbissens angeht, so produziert die überwiegende Anzahl der Betelnusspalmen nur kleine Mengen abhängig machender Verbindungen. In Birma und auf der Halbinsel Malakka aber kommt auch eine Form vor, deren Konsum zu einem Rauscherlebnis führen kann – ähnlich wie beim Haschischkonsum und dem Gebrauch anderer psychoaktiver Drogen. Bei der Verwendung der überwiegenden Anzahl der Betelnüsse entstehen aber nur Betelbissen, deren Wirkung eher mit der einer Zigarre oder Zigarette zu vergleichen ist als mit der bei Haschisch- oder Marihuanakonsum eintretenden.

Bedenklicher muss vor diesem Hintergrund aber die Tatsache stimmen, dass das Kauen des Betelbissens offenbar zu einem verstärkten Vorkommen von bösartigen Erkrankungen im Mund- und Rachenbereich führt. Ob aber auch bei der „üblichen“ Art des Betelbissenkonsums Fälle von Psychosen und Halluzinationen tatsächlich auf das Betelkauen der Betroffenen zurückgeführt werden müssen, ist bis heute unklar; denn seriöse wissenschaftliche Studien liegen derzeit nicht vor. Immerhin kann aber die Tatsache, dass die Hülsenfrucht der Betelnusspalme im südostasiatischen Raum schon seit bis zu 10.000 Jahren genossen wird, ein Indiz dafür sein, dass das uralte Genussgift nicht so toxisch ist, dass es der dort ansässigen Bevölkerung den Garaus gemacht hätte. Wenn das Betelnusskauen denn eines Tages ausstirbt, dann sicher nur wegen des ästhetisch ungünstigen Eindrucks, den die Betelnutzer hinterlassen: Wer verhandelt schließlich schon gern mit einem Geschäftspartner, der dauernd spuckt und dessen Zahnfleisch und Zähne so blutrot sind, dass einen das Fürchten gelehrt wird?

„Gebe Gott uns allen, uns Trinkern einen so leichten und so schönen Tod". Mit diesen Worten endet die Novelle „Die Legende vom heiligen Trinker", die Joseph Roth in seinen letzten Lebensmonaten im französischen Exil geschrieben hat. Am 27. Mai 1939 stirbt der berühmte Autor des „Radetzkymarsch", nachdem er einige Tage zuvor in einem Pariser Café zusammengebrochen ist, an einer Lungenentzündung – wobei die Erreger, die sich in dem vom Alkohol geschwächten Organismus ausbreiten, leichtes Spiel haben. In Roths letzter Novelle geht es um einen Pariser Stadtstreicher namens Andreas, den man zur Nachtzeit gewöhnlich unter einer der zahlreichen Seine-Brücken findet und der eines Tages eine hübsche Summe von einem Unbekannten in die Hand gedrückt bekommt mit dem Auftrag, das Geld in einer Kapelle in den Opferstock zu tun. Natürlich vertrinkt Roths Clochard das Geld, verdient es durch Arbeit aber wieder, findet dann eine noch viel größere Summe, bekommt von einer Geliebten sogar noch weiteres Geld geschenkt (obwohl er natürlich gedacht hat, er sei ihr für den Beischlaf Geld schuldig) – und fällt, gerade als er den Schein in das nächste Glas Likör umsetzen will, an der Theke eines Lokals tot um – wie einige Wochen nach der Niederschrift der „Legende" der Autor selbst.

Auch wenn der weltweite Alkoholkonsum seit den Zeiten eines Joseph Roth langsam, aber sicher zurückgegangen ist, entfallen auch heute noch Jahr für Jahr etwa fünf Prozent der weltweiten Todesfälle auf alkoholbedingte Ursachen – ein Grund für die Weltgesundheitsorganisation, immer wieder vor den Gefahren zu warnen. Dabei hat sich seit dem 18. Jahrhundert ohne Frage in Sachen Alkohol ein gehöriger Wandel vollzogen; denn tranken lange Zeit die meisten Menschen, um einen Rausch zu erleben, so ist der Alkohol heutzutage mehr denn je ein Genussmittel geworden. Die Entwicklung ist allerdings nicht in allen Ländern der Erde ähnlich verlaufen; denn in islamisch geprägten Gesellschaften gibt es nach wie vor ein weitgehendes Alkoholverbot (man denke aber auch an Karl Mays Hadschi Halef Omar, der den Begriff der „Medizin" möglichst weit gefasst sehen will, damit er, sooft es geht, Alkohol konsumieren kann). Auch im Judentum spielt Alkohol nach wie vor keine große Rolle.

Ganz im Gegensatz dazu spielt sich in Deutschland der Alkoholkonsum auch im gesellschaftlichen Rahmen ab: „So, jetzt darfst du Wein trinken", entschied mein Vater anlässlich meiner Konfirmation (sehr zum Ärger meiner Mutter) und schenkte mir gleich einen trockenen Frankenwein ein, den er so sehr schätzte. In Deutschland und in einigen seiner Nachbarländer herrschen mehr oder weniger stark normierte Sitten, was den Alkoholkonsum anbelangt. Nicht nur bei der Konfirmation, sondern auch bei Taufen, Beerdigungen, Hochzeiten, Betriebsjubiläen und ähnlichen Anlässen prostet man einander zu – einfach loszutrinken wie in Frankreich, Italien oder Spanien käme einem Verstoß gegen die guten Sitten gleich. Und blickt man nach Osten, dann trifft man auf eine ganz andere Art des Alkoholkonsums – man denke nur an Polen oder Russland, wo vorwiegend „harte" Getränke konsumiert werden – allen voran Wodka – und wo es in manchen Kreisen zum guten Ton gehört, sich bis zum Anschlag volllaufen zu lassen. Generell gilt in vielen Ländern die Regel, dass Alkohol in erster Linie – ähnlich wie der Kaffee – das Schmiermittel der Gesellschaft ist, dessen gemeinsamer Genuss es den Teilnehmern einer Runde von Trinkern erlaubt, Kontakte zu knüpfen, Geschäfte auszuhandeln, Ehen anzubahnen und dergleichen mehr.

Wann genau der Alkohol zum festen Bestandteil der Menschheitsgeschichte geworden ist, weiß man nicht genau; denn anders als bei vielen anderen Genussgiften bedurfte es keiner genaueren Kenntnisse der Chemie, um berauschende Getränke herzustellen – schließlich entstanden diese oft von selbst und so musste man nur eine Weile warten, bis aus dem Saft einer Frucht irgendwann etwas Alkoholisches wurde. Verbürgt ist aber der Konsum von Bier im alten Ägypten – etwa vom 3. vorchristlichen Jahrtausend an – und ebenso die Tatsache, dass Weintrauben angebaut wurden, um Wein herzustellen: Im Tempelbezirk von Sakkara, der Totenstadt des ägyptischen Memphis, finden sich auch heute noch ausgezeichnet erhaltene Darstellungen von Weintrauben, die im allgemeinen der Gutedeltraube zugerechnet werden. Dass die Griechen und die Römer Wein angebaut haben, weiß heute noch jeder Schüler und wer die Bibel und ihre zahlreichen Stellen kennt, in denen es um den Weinkonsum geht, weiß, dass die Kultivierung von Weintrauben in Vorderasien ebenfalls eine lange Geschichte aufweist.

Was die Chemie des Alkohols angeht, so hat man lange geglaubt, alle toxikologischen Effekte auf das Ethanol zurückführen zu müssen, das in der Tat – beispielsweise im Wein – den Löwenanteil der Inhaltsstoffe ausmacht. Das aus dem Arabischen stammende Wort „Alkohol" bezeichnet chemische Verbindungen, die über mindestens ein Kohlenstoffatom und mindestens eine Hydroxygruppe (OH-Gruppe) verfügen, wobei maximal eine OH-Gruppe pro Kohlenstoffatom möglich ist. Darüber hinaus müssen an dem Kohlenstoffatom mit der OH-Gruppe weitere Kohlenstoff- oder Wasserstoffatome stehen. Damit ist der einfachste Alkohol – auf den wir noch zu sprechen kommen werden – das vom Methan (CH_4) abgeleitete Methanol, das CH_3OH, bezeichnet. Hier wurde also rein formal ein Wasserstoffatom des Methans durch eine OH-Gruppe ersetzt. Der nächste, etwas komplexere Alkohol, der ein weiteres Kohlenstoffatom aufweist, ist das vom Ethan (C_2H_6) abgeleitete Ethanol (C_2H_5OH). Wie man sieht, wurde hier ebenso ein Wasserstoffatom durch eine OH-Gruppe ersetzt. Im Wein und anderen alkoholischen Getränken kommen aber neben Ethanol und (in kleinen Mengen) Methanol auch höhere Alkohole vor, die drei, vier oder sogar fünf Kohlenstoffatome enthalten. Auf sie soll später eingegangen werden; denn zunächst wollen wir uns mit dem Ethanol beschäftigen.

Ethanol – umgangssprachlich auch als Spiritus (für Weingeist) bekannt – ist eine in jedem Verhältnis mit Wasser mischbare Flüssigkeit, die etwas leichter als Wasser ist, leicht entzündlich ist und bei 78 Grad siedet. Dass Ethanol bei der alkoholischen Gärung (mit Hilfe von Hefen, die entsprechende Enzyme zum Ethanolabbau enthalten) aus Glucose („Traubenzucker") entsteht, ist schon seit Jahrtausenden bekannt. Die chemische Formel wurde erstmals von Antoine Lavoisier und Nicolas-Théodore de Saussure beschrieben, während die Struktur – mit anderen Worten die Stellung der Kohlenstoff-, Sauerstoff- und Wasserstoffatome zueinander – 1858 erstmals durch den schottischen Chemiker Archibald Scott Couper charakterisiert wurde. In der Folge wurden verschiedene Methoden entwickelt, die geeignet waren, den Ethanolgehalt in diversen alkoholischen Getränken zu bestimmen. Dabei stellte sich heraus, dass Wein zwischen zehn und 14,8 Prozent Alkohol enthält, aufgrund seiner Bildung mit Hilfe von Weinhefe aber niemals mehr. Dies bedeutet, dass alle Weine, die 15 Prozent oder mehr Alkohol enthalten, mit Hilfe von reinem Ethanol „gespritet" worden sind. Im Bier ist mit vier bis sechs Prozent deutlich weniger Ethanol enthalten als im Wein, während die hochprozentigen Alkoholika, die erst in Mode kamen, als geeignete Destillationsapparate zur Verfügung standen, ein Mehrfaches an Ethanol aufweisen. Dazu gehören beispielsweise Whiskey mit mindestens 40 Prozent oder Wodka mit 37,5 Prozent und mehr. Um Frachtkosten zu sparen, wird der Überseerum, der bis zu 74 Prozent Ethanol enthält, erst im Verbraucherland „verschnitten", d.h. so verdünnt, dass nur noch mindestens 37,5 Prozent Ethanol enthalten sind. Bei den Prozentangaben handelt es sich um Volumenprozent und nicht um Gewichtsprozente. Da Ethanol eine Dichte von etwa 0,8 g/ml aufweist, entsprechen zehn Volumenprozent etwa acht Gewichtsprozent. Mit anderen Worten: Eine Literflasche mit zehnprozentigem Wein enthält etwa 80 g Ethanol. Weniger bekannt ist, dass eine Reihe von Lebensmitteln, die uns sicherlich völlig unverdächtig vorkommen, was einen etwaigen Ethanolgehalt angeht, häufig nicht unbeträchtliche Mengen des Alkohols enthalten. So kann (frisches) Brot bis zu 0,3 Prozent enthalten, Fruchtsäfte können es bis auf 0,6 Prozent bringen und im Sauerkraut findet sich immerhin auch ein halbes Volumenprozent. Und „alkoholfrei" darf sich auch ein Bier nennen, das gar nicht „alkoholfrei" ist. Mehr als 0,5 Prozent dürfen es allerdings auch hier nicht sein.

Da reines Ethanol (mit maximal 96 Prozent) natürlich ein wunderbares Rauschmittel wäre, hat man von staatlicher Seite eine „Branntweinsteuer" in Höhe von 13,03 € pro Liter festgesetzt. Da dies die normale Verwendung von Ethanol als Brennstoff – beispielsweise beim Kochen – uninteressant werden ließe, setzt man dem Brennspiritus Vergällungsmittel zu, die das Produkt ungenießbar werden lassen. Früher verwendete man dazu Pyridin, was aber im Hinblick auf die

Giftigkeit dieser aus Kohlenstoff, Stickstoff und Wasserstoff bestehenden Verbindung mittlerweile nicht mehr der Fall ist. Heute werden nur noch unbedenkliche Verbindungen zur Vergällung verwendet.

Eine weit größere Bedeutung als Genussmittel hat das Ethanol als Lösemittel sowie als Ausgangsstoff für die chemische Synthese weiterer Verbindungen. So ist es in zahlreichen Parfüms, Sprays und Deos enthalten, aber auch Bestandteil von Reinigungsmitteln und diversen Medikamenten, denen es zugesetzt wird, damit die Haltbarkeit gewährleistet ist. Auch in anderen Bereichen der Medizin,vor allem bei der Desinfektion, spielt Ethanol eine wichtige Rolle. Als Ausgangsstoff für die Bildung weiterer Substanzen wird es vor allem in der Esterbildung verwendet – etwa bei der Gewinnung von Ethylacetat (früher Essigsäureethylester) –, als Nagellackentferner, Klebstofflöser u.ä. Des Weiteren wird natürlich auch Essig(säure) aus Ethanol hergestellt. Und schließlich ist gerade um die Verwendung als Kraftstoff Bioethanol eine heiße politische Diskussion entbrannt, denn eine solche Nutzung verbraucht Agrarland, das vor allem für den Anbau von Lebensmitteln genutzt werden könnte.

Doch kommen wir nun zu den Eigenschaften, die Ethanol – zumindest in höheren Mengen – als bedenklichen Stoff erscheinen lassen. Fangen wir wieder mit der Ratte an: Bei den kleinen Nagern liegt die LD_{50} bei 10,3 g/kg Körpergewicht. Dies würde eine LD_{50} bei einem 70 kg schweren Menschen von 10,3 x 70 = 721 g oder unter Berücksichtigung der Dichte das Trinken von zwei Litern Whiskey (wohlgemerkt auf einmal!) nahelegen. Das ist natürlich eine Ethanolmenge jenseits von Gut und Böse; denn der Mensch „verträgt“ viel weniger als die Ratte. Bei ungeübten Trinkern ist möglicherweise schon oberhalb von drei Litern Wein Schluss und Gewohnheitstrinker vertragen, wenn es hoch kommt, das Doppelte. Da beim Menschen der Blutalkoholgehalt in Promille gemessen wird, seien hier einige Beispiele angeführt: So weist der normalgewichtige 70 kg schwere Mensch nach etwa einem Liter Bier zwischen einem halben und einem Promille Ethanol im Blut auf. Bei bis zu eineinhalb Litern Wein werden es zwei Promille und bei drei Litern um die drei bis dreieinhalb Promille. Da man eine solche Menge natürlich nie „auf Ex" trinkt, ergeben sich in der Regel Abweichungen nach unten. Diese werden dadurch erhöht, dass bis zu 150 mg/h/kg Körpergewicht abgebaut werden – bei Männern, wohlgemerkt. Das bedeutet, dass der 70-Kilo-Mann bis zu zehn g Ethanol pro Stunde eliminiert, was in etwa einem Zehntelliter Wein entspricht. Frauen müssen beim Trinken mehr aufpassen; denn sie bauen nur etwa halb so viel Ethanol ab wie ihre männlichen Kollegen. Noch mehr aufpassen müssen Mongolide, also Ostasiaten, bei denen die Raten noch deutlich unter denen von Europäern angesiedelt sein können. Das liegt daran, dass sie weniger gut Zink speichern können, das für die Wirkung der Alkoholdehydrogenase unentbehrlich ist. Dieses Enzym ist für den Abbau von Ethanol, aber auch aller anderen Alkohole zuständig.

Die Folgen des „akuten" Alkoholkonsums sind uns allen nur zu gut bekannt: Bei einem halben bis einem Promille Blutethanolgehalt geht die schon nach einem großen Bier gesteigerte Redseligkeit in einen regelrechten Schwips über und deutlich oberhalb von einem Promille ist es mit dem Gleichgewicht oft nicht mehr allzu weit her. Die Sehfähigkeit nimmt ab (die Dunkeladaptation beim Autofahren übrigens schon bei Werten um 0,3 Promille), bisweilen werden die Betrunkenen aggressiv oder aber auch depressiv und oberhalb von drei

Promille können sie sich häufig am nächsten Tag nicht mehr an die Ereignisse des Vorabends erinnern – die gnädige „Amnesie“ bewahrt sie vor allzu peinlichen Erinnerungen und Schuldgefühlen. Die für Autofahrer relevante Grenze, die es in Deutschland einzuhalten gilt, lag noch vor einigen Jahrzehnten bei 1,2 Promille und wurde dann schrittweise auf 0,5 Promille abgesenkt. Da die Dosis-Beziehung zwischen Blutethanol und Atemethanol nicht sehr zuverlässig ist, wird das „Pusten“ zum Vortesten genutzt, damit dann später bei erwiesener Überschreitung der Grenze eine genaue Bestimmung des Alkoholgehalts im Blut durchgeführt werden kann. In der Bretagne hat man übrigens einmal einen Traktorfahrer bei seiner landwirtschaftlichen Tätigkeit erwischt, der einen Blutethanolgehalt von sechs Promille aufwies. Dass es sich dabei um einen Gewohnheitstrinker gehandelt haben muss, liegt auf der Hand, denn die vertragen bekanntlich deutlich mehr Ethanol – bis, ja bis die Einschränkung ihrer Leberfunktion den Abbau deutlich mindert, sodass sie schon beim Konsum kleinerer Mengen „in die Knie“ gehen.

Bei einer täglichen Zufuhr von mehr als 20 g Ethanol (bei Frauen 10 g), das heißt von mehr als einem Viertele Wein, beginnt für die meisten von uns der kritische Alkoholkonsum, bei dem verschiedene Organsysteme geschädigt werden und vor allem Mangelerscheinungen drohen. Am bekanntesten von allen Folgen des übermäßigen Ethanolgenusses ist die Leberschrumpfung oder Leberzirrhose. Dabei nimmt die Zahl der funktionstüchtigen Leberzellen ab, während der Bindegewebsgehalt des Organs zunimmt. Die Folge ist eine Einschränkung der Syntheseleistungen der Leber – so leidet beispielsweise die Blutgerinnung – und am Ende bilden sich Umgehungskreisläufe um das stark komprimierte Organ, mit der Folge, dass Krampfadern im Speiseröhrenbereich entstehen. Platzen solche Krampfadern, die sogenannten Ösophagusvarizen (Speiseröhrenkrampfadern), dann kann der plötzliche Tod durch Verbluten eintreten.

Ob allerdings bei Alkoholikern mit einer Leberzirrhose das Ethanol die einzige Ursache für die Veränderungen in der Leberstruktur ist, kann in einigen Fällen bezweifelt werden; denn nach der Entdeckung des Hepatitis C-Virus (HCV) Ende der 1980er Jahre hat man festgestellt, dass Personen mit einer chronischen HCV-Infektion weit mehr durch das Ethanol geschädigt werden als Menschen ohne ein solches Virus in ihrem Organismus. Und natürlich kann die Leberzirrhose auch alleinige Folge einer HCV- oder einer Hepatitis B-Virus (HBV)-Infektion sein, wie wir noch im Kapitel über das Heroin sehen werden.

Weitere Auswirkungen hat Ethanol auf das Nervensystem. Dabei kann es zur Hirnschrumpfung kommen – mit der Folge, dass chronische Trinker dement werden. Abschreckende Beispiele sind uns zur Genüge bekannt, etwa Harald Juhnke, Edgar Allan Poe oder auch Paul Verlaine. Die Wirkung des Ethanols kann sich verstärken, wenn wichtige fettlösliche Vitamine (A, D, E und K; „ADEK"), die für die Sehfähigkeit, die Knochenstabilität, den richtigen Verlauf einer Schwangerschaft und die Blutgerinnung verantwortlich zeichnen, in verminderter Konzentration im Organismus vorliegen. Gleiches gilt für B-Vitamine und die Folsäure, wobei es zu einer Störung der Blutbildung kommen kann. Ein Gutteil der Herz-Kreislauf-Erkrankungen ist auf übermäßigen Alkoholkonsum zurückzuführen. Schon mehr als 100 Jahre ist das „Münchner Bierherz" bekannt – eine durch Alkohol induzierte Vergrößerung des Herzmuskels, die am Ende in eine Überdehnung der Muskelschichten mit Abnahme der Leistungsfähigkeit und der Gefahr von mitunter tödlichen Herzrhythmusstörungen mündet. Ganz besonders bedenklich ist der übermäßige Ethanolkonsum während der Schwangerschaft. Das sogenannte „foetale Alkoholsyndrom" führt bei etwa drei von 1.000 in Deutschland lebend geborenen Kindern zu körperlichen und darüber hinaus zu geistigen Schäden und zu verschieden stark ausgeprägten Entwicklungsstörungen. Störungen des Wachstums und der Muskelbildung, Zahnentwicklungsstörungen, Sprech-, Hör- und Schlafstörungen, Herzfehler, epileptische Anfälle, Aggressivität und Störungen des Sozialverhaltens können die Folgen bei den so stigmatisierten Kindern sein.

Auf der anderen Seite kann mäßiger Ethanolkonsum auch positive Effekte zeitigen, wie eine Reihe von Forschern – allerdings auf epidemiologischer Ebene, d.h. bei der Beobachtung der Krankheiten von bestimmten Bevölkerungsgruppen oder der Bevölkerung in bestimmten geografischen Regionen – zeigen konnte. Der tägliche Konsum des berühmten „Viertteles" an Wein scheint zumindest bei Männern dazu zu führen, dass Herzinfarkte und Schlaganfälle signifikant seltener auftreten. Worauf dieses Phänomen zurückzuführen ist, ist theoretisch nach wie vor nicht sicher geklärt und es dürfte schwierig sein, zu einer endgültigen Beurteilung zu kommen; denn in eine wirklich gute Untersuchung müssten auch alle anderen Daten der beobachteten Bevölkerungsgruppe einfließen, d.h. die Rauch- und Essgewohnheiten, das Sexualverhalten und anderes mehr. Außerdem werden Studien dieser Art auch deshalb immer unscharf, weil sie von großem Getöse der Laienpresse begleitet werden und mit Sicherheit wirtschaftliche Interessen im Spiel sind. So streiten sich die Weißweinerzeuger mit den Rotweintrauben anbauenden Winzern darum, welche Art von Wein das Herzinfarktrisiko deutlicher reduziert und die Whiskeyhersteller wollen auch noch ein Wörtchen mitreden und verweisen auf Untersuchungen, nach denen auch regelmäßiger, überschaubarer Whiskeygenuss zu demselben Resultat führt. Wie gesagt: Das letzte Wort ist noch nicht gesprochen, doch das „mäßig" und „regelmäßig" scheint eine einigermaßen gesicherte Erkenntnis zu sein.

Bleibt die Frage nach den anderen Bestandteilen alkoholischer Getränke, die während der ersten 100 oder 150 Jahre Alkoholforschung ziemlich auf der Strecke geblieben ist; denn heute ist es gesicherte wissenschaftliche Erkenntnis, dass nicht nur Ethanol toxikologisch von Bedeutung ist, wenn man alkoholische Getränke beurteilen will, sondern dass zumindest auch andere Alkohole in Wein, Bier oder Schnaps biologische Wirkungen aufweisen, die bislang noch nicht erschöpfend untersucht worden sind.

Ein unerwünschtes Nebenprodukt bei der alkoholischen Gärung verschiedener Früchte – wie Äpfel, Birnen etc. – ist das Methanol. Es entsteht aus den Pektinen, hochmolekularen Zuckern, die in den Früchten enthalten sind. Bei der Vergärung können durchaus Gehalte von 1 g Methanol pro 100 Milliliter Ethanol entstehen; bei unsachgemäßer Lagerung und Behandlung der Früchte auch durchaus mehr. Beim Destillieren von Obstbränden muss darauf geachtet werden, dass der Destillationsvorlauf, d.h. die zu Beginn der Destillation anfallenden, niedrig siedenden Anteile, die sehr viel Methanol enthalten, verworfen werden. Wird dies nicht praktiziert (z.B. aus Geiz), so ist der destillierte Schnaps mehr oder weniger stark mit Methanol verunreinigt. Und immer dann, wenn dieser Schnaps in größeren Mengen konsumiert wird, finden sich in den Zeitungen Schlagzeilen wie diese: „Türkei-Urlaub: Drei Russinnen sterben durch gepanschten Alkohol" – so zu lesen am 1. 6. 2011 – oder „Indien: Über 180 Menschen sterben an gepanschtem Alkohol“ – so eine Nachricht am 17. 12. 2011.

Methanol, CH_3OH, ist der einfachste Alkohol. Er ist – wie das Ethanol – farblos, flüssig, siedet bei 65 °C und riecht ebenfalls „nach Alkohol“. In der chemischen Industrie dient es als Ausgangsstoff für die Produktion von Formaldehyd und anderen Chemikalien und wird – ebenso wie das Ethanol – auch als Brennstoff (z.B. Biodiesel) sowie in der Brennstoffzelle eingesetzt. Ebenso wie Ethanol ist Methanol nicht primär „giftig“, doch die Umsetzung mithilfe der Alkoholdehydrogenase liefert zunächst Formaldehyd und die weitere Oxidation – nicht wie bei Ethanol Essigsäure, sondern – Ameisensäure. Und diese Substanz ist ein schweres Gift. Die LD_{50} bei der Ratte beträgt 1,1 g/kg Körpergewicht. Die Reaktion, die zum Abbau von Methanol führt, ist also genau das Gegenteil von dem, was man eigentlich vom Stoffwechsel verlangt: Statt eine „Entgiftung“ vorzunehmen, wird hier eine „Giftung“ durchgeführt.

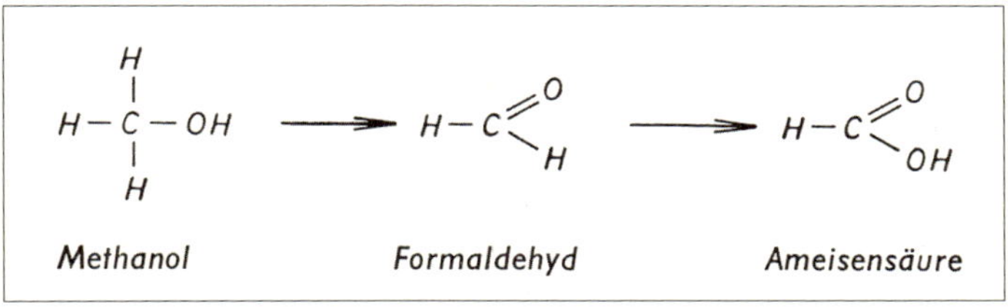

Bei der „Giftung“ von Methanol wird Ameisensäure gebildet, die später zu Kohlendioxid abgebaut wird

Bei der Methanolvergiftung verläuft die Bildung von Formaldehyd relativ langsam im Verlauf mehrerer Stunden, während die daraus gebildete Ameisensäure im Minutentakt entsteht. Die dann ablaufende Reaktion, bei der aus Ameisensäure

Kohlendioxid gebildet wird, ist wiederum eine sehr langsame Reaktion. Daraus folgt, dass die giftige Ameisensäure sehr, sehr lange im Körper verbleibt. Auf der anderen Seite bleibt aber nach einer Methanolvergiftung wegen der langsamen Bildung von Formaldehyd oft genügend Zeit zur Einleitung einer Behandlung. Ohne Therapie können schon 30 Milliliter Methanol tödlich sein. Dabei ist die Sehfähigkeit vom dritten Tag an herabgesetzt und die Betroffenen klagen über eine Eintrübung des Augenlichts. Auch wenn diese Phase erreicht ist, kann noch geholfen werden; denn die Minderung der Sehfähigkeit ist lediglich auf eine Schwellung der Netzhaut zurückzuführen und damit noch rückgängig zu machen. Erst wenn diese Chance auch verpasst wird, beginnt die Erblindung, die mit dem Tod enden kann.

Die Behandlung der Methanolvergiftung basiert auf einer ganz einfachen biochemischen Erkenntnis: Das Enzym Alkoholdehydrogenase bindet besser an Ethanol als an Methanol. Damit kann eine Ethanolinfusion im Falle der Methanolvergiftung lebensrettend sein; denn das Ethanol wird weiter zu Acetaldehyd und Essigsäure oxidiert, während das Methanol langsam, aber sicher ausgeschieden wird – ohne dass die gefährliche Ameisensäure entstehen konnte. Ist der Methanolvergiftete noch bei Bewusstsein, so gibt man ihm als Sofortmaßnahme 100 Milliliter Schnaps und verabreicht ihm dann weiteres Ethanol in geringer Dosierung als Infusion über mehrere Tage, sodass ein Blutalkoholspiegel von etwa einem Promille resultiert. Liegt die Vergiftung schon länger zurück, muss gleichzeitig darauf geachtet werden, dass (wegen der Bildung von Ameisensäure) der pH-Wert, der den „Säuregrad" des Bluts repräsentiert, exakt eingestellt wird. Dies kann durch eine Infusion mit Natriumhydrogencarbonat ($NaHCO_3$) geschehen. Hat man rechtzeitig interveniert, so bleiben in der Regel überhaupt keine Schäden zurück. Die Frage, warum einige Tiere – nicht nur die Ameisen – das Methanol-Oxidationsprodukt Ameisensäure ausscheiden, ist relativ leicht zu beantworten: Das Verspritzen von ameisensäurehaltigen Flüssigkeiten dient diesen Tieren als Verteidigungsinstrument – und damit zur Arterhaltung. So findet sich die Säure im Sekret von Bienen, Käfern, Skorpionen und Quallen. Und auch im Pflanzenreich dient die Ameisensäure der Verteidigung: Wer sich schon einmal „in die Nesseln" gesetzt hat, weiß, wovon die Rede ist.

Außer dem Methanol können in alkoholischen Getränken auch noch andere, höhere Alkohole enthalten sein – etwa Propanol oder auch Butanol. Diese werden deutlich langsamer abgebaut als Ethanol und verursachen deshalb einen länger anhaltenden Rausch. Und noch ein Stoff sollte an dieser Stelle erwähnt werden, der in regelmäßigen Abständen im Zusammenhang mit Weinpanschereien in den Medien auftaucht: Ethylenglykol, das beispielsweise als Frostschutzmittel im Kühler von Kraftfahrzeugen eingesetzt wird, ist in der Vergangenheit des Öfteren auch von Weinbauern und betrügerischen Weinhändlern zur „Schönung" von Rebensäften missbraucht worden – nach dem Motto: Aus billigem Wein wird eine schöne Spätlese oder Trockenbeerenauslese hergestellt. Das Fatale am Ethylenglykol ist, dass es – ähnlich wie das Ethanol – oxidiert wird, wobei in diesem Fall zunächst Glyoxylsäure und dann Oxalsäure entsteht. Diese ist selbst nicht besonders giftig, doch sie bildet mit dem im Körper vorhandenen Kalzium Kalziumoxalat. Und dieses Salz fällt in Form kleiner nadelförmiger Kristalle aus, die, wenn sie im Blutkreislauf transportiert werden, die Nierenkanälchen verstopfen, sodass ein akutes Nierenversagen die Folge ist. Während die Ethylenglykolvergiftung oft tödlich endet, ist der

Zusatz eines anderen Frostschutzmittels, Diethylenglykol, weniger schädlich. Im österreichischen Weinskandal von 1985, der den Ruf des in unserem Nachbarland produzierten Weins für einige Jahre völlig ruinierte, war die Verteidigung der Weinfälscher bemüht, die Angelegenheit herunterzuspielen, indem argumentiert wurde, man habe ja schließlich „nur" Diethylenglykol und nicht Ethylenglykol zugesetzt. Wie erfinderisch Winzer sein können, wurde 2006 deutlich, als der SPIEGEL darüber berichtete, dass bei der Kontrolle von 5.533 Weinen in Rheinland-Pfalz insgesamt 1.050 Produkte beanstandet worden seien. Die häufigsten Verstöße gegen das Weingesetz seien die Beimischung von Glyzerin oder Zucker, der Einsatz von Aromastoffen, Farbstoffen sowie Wasser gewesen. Bundeslandwirtschaftsminister Horst Seehofer (CSU) wolle dem Bericht zufolge analog zum Bier ein Reinheitsgebot für Wein einführen.

Beim Glyzerin (eigentlich Glycerol bzw. Propantriol) handelt es sich um einen Alkohol mit drei Kohlenstoffatomen und drei OH-Gruppen, der als Lebensmittelzusatzstoff zugelassen ist und auch in diversen Salben, im Pfeifentabak (als Feuchthaltemittel) und beim Frostschutz eingesetzt wird. Glücklicherweise ist er toxikologisch unbedenklich – doch im Wein hat er natürlich nichts zu suchen. Dass aber überhaupt Glyzerol im Wein enthalten sein kann, zeigt, dass immer wieder skrupellose Geschäftemacher bestrebt sind, aus alkoholischen Getränken den größtmöglichen Profit zu ziehen. Denn dass die Produktion und Vermarktung von alkoholischen Getränken ein Milliarden-, wenn nicht ein Billionengeschäft ist, zeigt ein Blick auf die international verfügbaren Statistiken: So liegen Luxemburg, Rumänien, Portugal, Irland, Tschechien und Deutschland mit einem durchschnittlichen Verbrauch an reinem Alkohol von zehn bis zwölf Litern pro Einwohner und

Jahr in der Weltrangliste ganz vorn. Wenn man nun berücksichtigt, dass Ethanol einen Energieinhalt von etwa sieben Kilokalorien pro Gramm aufweist, entsprechen zwölf Liter (wegen der Dichte etwa 10 kg) ungefähr 70.000 Kilokalorien oder 9 kg Fett. Wer diese gewaltige Menge an Nährstoffen wieder loswerden will, muss viel Fahrrad fahren. Pro Stunde verbraucht ein normalgewichtiger Fahrradfahrer, der etwa 15 Kilometer zurücklegt, nämlich etwa 450 Kilokalorien. Damit müsste er jährlich 155 Stunden auf seinem Rad sitzen und dabei 2.250 Kilometer zurücklegen, um 12 Liter Alkohol wieder loszuwerden und die Gewichtszunahme zu vermeiden. Wer das nicht tut und sich auch anderweitig nicht bewegt, wird im Laufe der Jahre unweigerlich dicker – und damit nicht gerade schöner.

Viel schlimmer sind aber die Kosten, die durch die verminderte Arbeitsleistung von Alkoholkranken entstehen, durch Verkehrsunfälle, die von alkoholisierten Autofahrern verursacht werden, und die (meist sehr teuren) medizinischen Behandlungs- und Rehabilitationsmaßnahmen. Es wäre an dieser Stelle müßig, über Zahlen zu reden; denn natürlich kann man aus den „nackten" Daten der Krankenkassen, die häufig gar keine Informationen über alkoholbedingte Schäden bei ihren Versicherten haben, keine auch nur annähernd realistischen Kostenschätzungen herausdestillieren. Und wohlgemerkt: Es geht hier nicht um die Verteufelung des Alkohols, sondern nur um das Thema des übermäßigen, gesundheitsschädlichen Konsums einer Flüssigkeit, die die Geschichte des Abendlandes mehr als jedes andere Nahrungs- und Genussmittel von Anfang an begleitet hat.

Cannabis – Teufelszeugs, Droge oder nützliches Medikament?

„Haschu Haschisch in den Taschen, haschu immer was zu naschen". Dieser im Gefolge der 1968er Umwälzungen entstandene Reim deutet auf die Verniedlichung eines immer noch hochkomplexen Themas hin. Dass das in Form von Marihuana oder Haschisch „vermarktete" Hanfprodukt Cannabis eine ungleich längere Karriere hinter sich hat als nur die knapp 50 Jahre, die seit 1968 vergangen sind, zeigt ein Blick in die Medizingeschichte; denn in chinesischen Aufzeichnungen über medizinische Anwendungen von Pflanzen kommt Cannabis bereits im dritten vorchristlichen Jahrtausend vor – wobei der Hanf natürlich immer auch im Schiffsbau bei der Anfertigung von Tauen eine Rolle gespielt hat – und ist damit vermutlich nächst der Betelnuss die zweitälteste Kulturdroge auf der Erde.

Nachdem der griechische Autor Herodot im fünften vorchristlichen Jahrhundert über die Verwendung von Cannabis bei den im Schwarzmeerraum ansässigen Skythen berichtet hatte, scheint sich der Hanf mit seinen psychischen Wirkungen vor einem knappen Jahrtausend endgültig in Europa und den dort erschienenen Kräuter- und Pflanzenheilkundebüchern etabliert zu haben. Während des 19. Jahrhunderts legte Cannabis sowohl in Amerika als auch in Europa eine großartige Karriere als Schmerzmittel hin – bis, ja bis eine Erfindung aus dem späteren Wuppertal der Weiterverbreitung schließlich ein Ende setzte: Acetylsalicylsäure, das von Bayer hergestellte Medikament Aspirin, löste Cannabis ab und die sich häufenden Befunde hinsichtlich der Suchtwirkung des Hanfextraktes brachen dem Substanzgemisch schließlich noch vor dem Zweiten Weltkrieg endgültig das Genick: In zahlreichen Ländern der Erde – so auch in Deutschland im Betäubungsmittelgesetz vom 24. Dezember 1971 – wurde Cannabis verboten. Obwohl diese juristische Maßnahme etwas gelockert wurde (statt Strafbarkeit von Anbau, Besitz und Weitergabe von Pflanzen oder Pflanzenteilen besteht in einigen Fällen Genehmigungspflicht, beispielsweise in den Niederlanden, wo bestimmte, kleine Mengen frei erworben werden können), fristen die sogenannten Marihuanapflanzen – abgesehen von illegalem Anbau und Vertrieb – ein Schattendasein. Ob zu Recht, werden wir sehen.

Der in der weiblichen Hanfpflanze enthaltene Wirkstoff konnte erst von dem Augenblick an effektiv erforscht werden, als er von zwei israelischen Pharmazeuten 1964 im Labor isoliert und seine chemische Struktur enträtselt werden konnte. Dabei handelt es sich um eine in der Hanfpflanze vorhandene hochkomplexe organische Säure, die bei Wärmeeinwirkung unter Abspaltung von Kohlendioxid in den eigentlichen Wirkstoff Tetrahydrocannabinol, kurz THC, übergeht. Darüber hinaus gibt es Dutzende weiterer Inhaltsstoffe, die aber wesentlich weniger wirksam sind als das THC.

Cannabis sativa, auch Nutzhanf genannt, ist eine einjährige Pflanze, die sich durch ein enormes Wachstum auszeichnet: So gibt es in den wärmeren Gegenden der Erde Vertreter der Gattung, die innerhalb von drei Monaten nicht weniger als zwei Meter hoch werden. Auch in Europa ist der Anbau möglich, allerdings mit einem wesentlich geringeren Ertrag. Eine andere Spielart des Hanfs ist der indische Hanf, dessen Pflanzen maximal zwei Meter hoch werden, dafür aber mehr Cannabis enthalten. Da die Ernte aber schwieriger ist, wird der indische Hanf eher zur Textilproduktion eingesetzt denn zur Rauschmittelgewinnung.

Von der zweigeschlechtlichen Pflanze ist nur die weibliche Art zur Weiterverarbeitung geeignet – aus diesem Grunde werden auch einhäusig-zweigeschlechtliche Arten angebaut, bei denen man die weiblichen Blütenstände zur Cannabisgewinnung nutzt, weil sie ein Harz absondern, in dem THC in größeren Mengen enthalten ist. Wie ertragreich der Anbau florieren kann, zeigen die derzeit verfügbaren Daten der Vereinten Nationen, nach denen beispielsweise in Afghanistan etwa 145 kg Harz pro Hektar gewonnen werden. Eine in Asien weitverbreitete Methode zur Harzgewinnung ist die Verwendung einer Lederhose: Das klebrige Harz bleibt beim Gang durch die Hanffelder mit den reifen weiblichen Pflanzen an der Lederhose hängen und wird später ganz einfach heruntergekratzt. Natürlich können die Blütenstände auch über einem Sieb zerteilt und zerrieben werden, sodass die kleinen Harzklümpchen hindurchfallen und von den groben Planzenteilen getrennt werden können. Leider – und hier liegt eine der realen Gefahren des Cannabiskonsums – wird das Harz anschließend neben Tabak mit einer Reihe von Substanzen „gestreckt", unter ihnen so unappetitliche Beigaben wie Schuhcreme, so harmlose wie Bananenschalen oder auch Lehm und so toxische Substanzen wie Bleisulfid, das auch als Bleiglanz bekannt ist.

Dass der Cannabiskonsum – egal ob unter dem Etikett „Haschisch" (aus dem Arabischen = Gras) je nach Gewinnungs- und Verarbeitungsprozess als „schwarzer Afghane", „roter Libanese" oder „grüner Türke" oder Marihuana (möglicherweise aus einer präkolumbianischen Sprache in Mexiko = Gras) – langfristig schwere gesundheitliche Schäden verursachen kann, ist bekannt. Weniger bekannt sind hingegen die Daten zur akuten Toxizität. Im Rahmen von Tierversuchen an Mäusen und Ratten, die allerdings zum Teil schon mehrere Jahrzehnte alt sind, wurde eine LD_{50} von ca. 30 – 40 mg/kg Körpergewicht ermittelt, wenn THC in die Vene gespritzt wurde, und eine Menge zwischen 500 und 600 mg bei Fütterungsversuchen. Menschliche Todesfälle sind allerdings bislang in der medizinischen Literatur nicht dokumentiert worden. Nicht zuletzt aus diesem Grund haben sich die Forscher während der vergangenen Jahrzehnte vor allem mit den langfristigen Cannabiswirkungen auseinandergesetzt:

Bereits 1933 wurde in einer vergleichenden Studie an Cannabis- und Opiumnutzern festgestellt, dass bei Cannabiskonsumenten häufig Psychosen beobachtet wurden, während diese Wahrnehmungsstörungen bei den Opiatgebrauchern nur sehr selten vorkamen. In jüngerer Zeit kam Argyris Stringaris, ein prominenter britischer Psychiatrieforscher, zu der Erkenntnis, dass man neben dem akuten Rausch (mit bewusstseinsfördernden Elementen und einem gesteigerten Ideenreichtum) vier verschiedene Arten psychischer Störungen im Zusammenhang mit dem Cannabiskonsum unterscheiden müsse:

1. Episodische Verwirrtheit mit Erregung und Halluzinationen,
2. Protrahierte, d.h. länger andauernde Psychosen, und damit Wahrnehmungsstörungen und Verwirrtheitszustände.
3. Haschischdemenz mit hirnorganischen Veränderungen bei längerem Missbrauch und
4. Kombination von Haschischvergiftung und einer endogenen Psychose, vielen von uns besser als „Schizophrenie" bekannt.

Im schlimmsten Fall kommt es bei langjährigem Missbrauch zur Hirnschrumpfung und damit zur nicht mehr heilbaren Verblödung. Bislang nur im Rahmen von Tierversuchen festgestellt wurden auch Missbildungen an Gehirn und Gliedmaßen bei den Nachkommen von Ratten, denen man längerfristig Cannabis verabreicht hatte.

Beim Menschen hängt die Art der Cannabiswirkung offenbar von mehreren Faktoren ab, zu denen die Art der Einnahme (Rauchen, Spritzen oder Schlucken) und die aktuelle Stimmungslage gehören. Toxikologischen Untersuchungen zufolge lässt sich Marihuana schon wenige Minuten nach Einnahme im Blut nachweisen. Neurologische Befunde zeigen eine schnelle Wirkung auf die Großhirnrinde. Ein Nebeneffekt ist die Konjunktivitis: Diese Entzündung der Augenbindehäute entsteht dadurch, dass dank der Cannabiswirkung die körpereigene Verbindung Serotonin ausgeschüttet wird, die zu einer Gefäßerweiterung führt. Die Gefäßerweiterung an den Extremitäten führt dazu, dass Haschischnutzer nicht selten über „kalte Hände und Füße“ klagen. Was die psychischen Wirkungen angeht, so beschreiben Konsumenten häufig Veränderungen bei der Beurteilung der Realität: So werden beispielsweise akustische Reize plötzlich ganz anders wahrgenommen und bewertet als zuvor. Darüber hinaus verspüren sie wegen der Austrocknung von Hals und Rachen regelmäßig großen Durst. Ganz besonders drastisch können die Wirkungen des Nikotins auf die Funkton des Herzens ausfallen, da Tabak häufig zusammen mit Cannabis konsumiert wird.

Bedenklich müssen nicht nur die psychischen Effekte des Cannabisgebrauchs stimmen, sondern vor allem die internistischen; denn so kann das Risiko für einige bösartige Krankheiten – allen voran den Lungenkrebs – steigen, und zwar dadurch, dass die Härchen in den oberen Luftwegen, die für ihre Selbstreinigung zuständig sind, in ihrer Beweglichkeit gehemmt werden – was dazu führt, dass gefährliche Substanzen länger in den Luftwegen hängen bleiben als dies gesundheitlich zuträglich ist.

Was die positiven Auswirkungen angeht, so ist bereits der schmerzstillende Effekt erwähnt worden. Auch die Appetit steigernde Wirkung von Cannabis kann medizinisch insoweit genutzt werden, als man Krebspatienten mit seiner Hilfe vor einer weiteren Abmagerung schützen kann.

Bleibt noch die Frage der Abhängigkeit zu klären, die oft als wichtigster Faktor gegen den Cannabiskonsum ins Feld geführt wird: Der Definition gemäß spricht man von psychischer Haschischabhängigkeit, wenn einmal in der Woche konsumiert wird. Die bisher durchgeführten Studien zum Schadenspotenzial von Drogen, bei denen Cannabis in der „Hitliste" der zehn schädlichsten Substanzen aufgeführt wird, vermögen den kritischen Betrachter bislang nicht zu überzeugen. Aus wissenschaftlicher Sicht ist es sicherlich nicht zu rechtfertigen, dass legale – wie etwa Alkohol und Tabak – und illegale Drogen miteinander verglichen werden; denn der Kreis der Alkoholkonsumenten dürfte aufgrund der weltweit fast überall garantierten Verfügbarkeit des Stoffs ganz anders strukturiert sein als der der Cannabis-, Kokain- oder Heroinnutzer. Zudem dürften die Verhältnisse zwischen und die Bedeutung von Eigen- und Fremdschädigung beim Alkohol (so etwa Leber-, Herz- und Nervenleiden als Eigenschädigung und die Verursachung von Verkehrsunfällen als Fremdschädigung) deutlich besser erforscht sein als die entsprechenden Wirkungen beim Cannabis, nach dem im Rahmen von Routinetests (z.B. „Pusten" im Straßenverkehr) nicht primär gesucht wird. Ähnlich wie im Falle des Opiums und seiner Abkömmlinge wird auch in Sachen Cannabis immer wieder der

Ruf nach einer vollständigen Freigabe laut; denn – so das Argument der Befürworter – wenn die Kriminalisierung entfalle, werde auch die Kriminalität in ihrer Gesamtheit zurückgehen.

Der Schierling und der Tod des Sokrates

Am Tag seines Todes wurde er – wie schon in den vorangegangenen Wochen – wieder von der illustren Schar seiner Freunde und Kollegen besucht. Gerade war ihm von einem Abgesandten der Elfmänner mitgeteilt worden, dass das Todesurteil, das schon längere Zeit zuvor gefällt worden war, nunmehr vollstreckt werden sollte. Die Elf, die in Athen für die Umsetzung der vom Gericht verhängten Strafen zuständig waren, hatten den Philosophen bereits von seinen Fesseln befreit, als die Freunde das Gefängnis betraten. Von Nervosität war bei Sokrates nur insoweit etwas zu spüren, als er seine Frau Xanthippe samt seinem Söhnchen aus dem Raum schickte, weil sie ob des nahen Todes anfing, zu jammern und zu klagen. Sie „redete allerlei dergleichen wie die Frauen pflegen", lässt Plato den Phaidon, der den Tod des Sokrates miterlebt hat, etwas von oben herab berichten. Und weiter heißt es: „Da führten einige von Kritons Leuten sie ab heulend und sich übel geberdend".

Wie im Jahre 399 in Athen üblich, sollte das Urteil mit Hilfe eines Gifttranks vollstreckt werden. Sokrates war gewarnt worden, dass man sich „durch das Reden erhize" und „das vertrage sich nicht mit dem Trank; wenn aber doch, so hätten die bisweilen zwei- auch dreimal trinken gemusst, die dergleichen gethan". Während man Platons „Phaidon" liest, sieht man Sokrates leibhaftig vor sich sitzen und mit einer wegwerfenden Handbewegung sagen, „mag er nur seinerseits sich anschikken, mir auch zweimal zu geben, und wenn es nöthig wäre auch dreimal".

Der Trank, mit dessen Hilfe Sokrates ins Jenseits befördert werden soll, enthält die Wirkstoffe des Gefleckten Schierlings, die sich in den Wurzeln, den Samen und den Früchten dieses Doldengewächses finden, das im Altertum im gesamten europäischen, vorderasiatischen und Mittelmeerraum vorkam. Im Hinblick auf seine Giftigkeit war es dafür verantwortlich, dass in so mancher Herde das Vieh verendete, wenn es zu viel von dem auf zahlreichen Wiesen vorkommenden Kraut gefressen hatte, das leicht mit dem Wiesenkerbel verwechselt werden kann. Der Inhaltsstoff, eine stickstoffhaltige, alkalische Kohlenwasserstoffverbindung, wirkt in einer Dosierung von 0,5 bis 1 g für den Menschen tödlich. Erst 1886 wurde die von dem Inhaber der Heidelberger Universitätsapotheke, Philipp Lorenz Geiger, zu Anfang des 19. Jahrhunderts erstmals beschriebene scharf riechende Flüssigkeit künstlich in einem Labor der Kieler Universität hergestellt. Der kurpfälzische Chemieprofessor Albert Ladenburg, der die dafür notwendigen chemischen Reaktionen beschrieb, war zu dieser Zeit vor allem durch seine Forschungsergebnisse auf dem Gebiet der Benzolsynthese bekannt.

Doch kommen wir zurück zu Sokrates und seinem Tod durch den Schierlingstrank: In einem wunderbaren Dialog diskutiert er, während die giftige Substanz zubereitet wird, mit seinen Freunden über die Argumente, die dafür sprechen, dass der Leib zwar sterblich sei, dass aber die Seele über den Tod hinaus weiterlebte. So sieht er gelassen seinem baldigen Ableben entgegen – schließlich hat er seinen Anklägern, die ihn wegen Gottlosigkeit und Verderbens der Jugend zum Tode verurteilt haben, vor Gericht seine in der „Apologie" von seinem Schüler niedergelegten Gedanken entgegengesetzt und ist nicht bereit gewesen, von seinen Ansichten abzurücken.

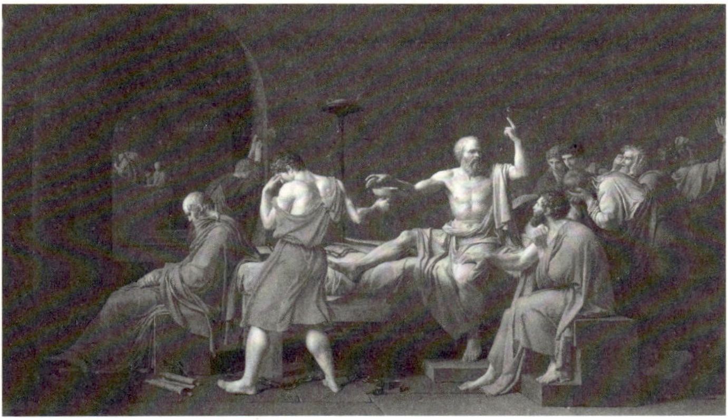

Jean-Louis David: Der Tod des Sokrates (Bildausschnitt)

Kurz vor Sonnenuntergang wird ihm dann der Schierlingsbecher gereicht und nachdem er noch einmal über den Weg seiner Seele zu den Göttern philosophiert hat, „setzte er an, und ganz frisch und unverdrossen trank er aus". Und dann fügt er mit Blick auf die jammernden und klagenden Zeitgenossen hinzu: „[...] ich habe immer gehört, man müsse stille sein, wenn einer stirbt. Also haltet euch ruhig und wakker". Platon in Gestalt seines Dialogpartners Phaidon merkt dazu an: „Als wir das hörten, schämten wir uns und hielten inne mit Weinen."

Und nun beschreibt der Autor minutiös, wie das Gift zu wirken beginnt: „Er [Sokrates] aber ging umher, und als er merkte, dass ihm die Schenkel schwer wurden, legte er sich gerade hin auf den Rükken, denn so hatte es ihn der Mensch [der ihm den Trank verabreicht hatte] geheissen. Darauf berührte ihn eben dieser, der ihm das Gift gegeben hatte, von Zeit zu Zeit, und untersuchte seine Füsse und Schenkel. Dann drükkte er ihm den Fuss stark, und fragte, ob er es fühle; er sagte nein. Und darauf die Kniee, und so ging er immer höher hinauf, und zeigte uns, wie er erkaltete und erstarrte. Darauf berührte er ihn noch einmal und sagte, wenn ihm das bis ans Herz käme, dann würde er hin sein". Und dann „zukkte er, und der Mensch dekkte ihn auf, da waren seine Augen gebrochen".[3]

Wie man heute weiß, wirkt das Gift des Schierlings, dem im Falle des Sokrates sicherlich auch Opium (in Form eines aus Mohn hergestellten Tranks) zugesetzt wurde, um die Schmerzen in erträglichen Grenzen zu halten, vor allem auf das Nervensystem. Die aufsteigende Lähmung, die insbesondere durch das bereits erwähnte Coniin, aber auch durch ähnliche im Schierling enthaltene Begleitverbindungen hervorgerufen wird, hat Übelkeit, Muskelkrämpfen und am Ende dem Verlust des Sprachvermögens als Nebenwirkung. Kurz bevor der Tod durch Atemlähmung eintritt, erlischt auch das Schluckvermögen.

Die Spur des gefleckten Schierlings, der sicher schon lang vor der Zeit des Sokrates als Gift bekannt war, zieht sich vom Altertum bis in die Neuzeit durch die medizinische Literatur. Leider aber wird er in manchen Beschreibungen mit dem weniger giftigen Wasserschierling verwechselt, sodass einige historische Quellen nicht genutzt werden können. Immer wieder wird in der Literatur über die toxischen Eigenschaften vor allem der unreifen Samen der Pflanze berichtet, deren Gehalt an Coniin und seinen Begleitsubstanzen bis zu drei Prozent betragen kann, nur übertroffen von den Früchten mit bis zu dreieinhalb Prozent Wirkstoffanteil am Trockengewicht. Trocknet man die Pflanze allerdings, so nimmt der Coniingehalt ab, weswegen Heu für Weidetiere offensichtlich im Vergleich zu frischem Gras nicht so giftig oder überhaupt nicht giftig ist.

Ganz besonders düster ist die Schilderung von tödlichen Vergiftungen, die von dem Mitte des 17. Jahrhunderts in Schaffhausen als Stadtphysikus tätigen Johann Jakob Wepfer (1620 – 1695) überliefert wurde. 1679 veröffentlichte er in Basel seine Schrift „Cicutae aquaticae historia et noxae", in der er die Wirkungen des Coniins und anderer Pflanzengifte charakterisierte. Einer der Auslöser für die Niederschrift war die tödliche Vergiftung von acht Kindern im Jahre 1670, die offensichtlich größere Mengen Schierling zu sich genommen hatten, weil sie die bis zu zwei Meter hohe Pflanze vermutlich mit anderen Doldenblütlern wie Liebstöckel, Fenchel, Kümmel oder Pastinake verwechselt hatten. Wie wenig man zu jener Zeit über die Natur der Gifte Bescheid wusste, wird an den Ausführungen Wepfers deutlich, wenn er darüber räsoniert, wie die „scharfen Spitzen der giftigen Partikel"[4] in die Magenschleimhaut eingedrungen sein könnten, ob es sich nur um Spitzen oder um Spitzen mit Widerhaken handelte oder was sonst die Giftwirkung ausmachte.

Heute weiß man über die Aufnahmewege natürlich wesentlich besser Bescheid als zu Zeiten Wepfers. So können die Gifte des Schierlings nicht nur den Weg über die Schleimhäute nehmen, sondern sogar die unverletzte Haut durchdringen. Anders als beim Menschen wird bei trächtigen Schweinen, wenn sie Schierlingsmengen unterhalb der tödlichen Dosis fressen, eine Tendenz zu Missbildungen bei den zur Welt gekommenen Ferkeln beobachtet.

Auch der Mechanismus der Wirkung von Coniin, das als Hauptgift des Schierlings gilt, ist inzwischen entschlüsselt worden. Dazu muss man wissen, dass für die Übertragung von Sinnesreizen im menschlichen Körper eine chemische Verbindung namens Acetylcholin als Botenstoff verantwortlich ist, das an Rezeptoren (Kontaktstellen) im Nervensystem andockt und so den Reiz „chemisch" weiterleitet. Damit stellt diese Verbindung den Kontakt zwischen einander benachbarten Zellen her. Verschiedene Substanzen können im Hinblick auf ihre Strukturähnlichkeit ebenfalls das Acetylcholin bzw. seine Rezeptoren als Botenstoff nutzen, so z.B. das Nikotin, aber auch das in seiner Struktur verwandte Coniin des gefleckten Schierlings, das auf diese Art und Weise in den Mechanismus des Nervensystems eingreift. Damit ist die (tödliche) Wirkung des Schierlings – mehr als 2.400 Jahre nach dem Tod des Sokrates – auch wissenschaftlich genau bewiesen worden. Vergleicht man nun Platons Schilderung von Sokrates' Tod mit der heutigen Praxis der Todesstrafenvollstreckung, so stellt sich die Frage, ob diese tatsächlich einen „Fortschritt" darstellt. Dabei soll hier nicht untersucht werden, ob man die Todesstrafe überhaupt noch vollstrecken sollte; denn die Antwort würde natürlich „nein" lauten: Doch dieses „nein" gilt derzeit in nur 95 Staaten der Erde – bei einer Zahl von allein 193 Staaten, die Mitglied der UNO sind. Zu untersuchen wäre also, wie im Vergleich zu anderen Methoden der Vollstreckung heute der Schierlingsbecher einzustufen wäre. Und dieser Vergleich zeigt eindeutig, dass der Schierlingsbecher (vermutlich in Kombination mit der Gabe von Opium) eigentlich gar nicht so schlecht abschneiden würde; denn betrachtet man beispielsweise die Art und Weise, wie Menschen mit dem Strang hingerichtet werden oder auch die Vorkommnisse in den USA im Zusammenhang mit der Verabreichung von „Giftspritzen" (wo die Vollstreckung bisweilen wegen der „schlechten" Venen der Veurteilten in die Länge gezogen oder sogar ganz unmöglich gemacht wird), so mutet der Tod des Sokrates auch heute noch fast wie eine recht humane Art und Weise des Strafvollzugs an.

Opium – Handelsware, Rauschgift, Medikament

Zwar war das Opium, die getrocknete Milch von unreifen Samenkapseln des Schlafmohns, schon seit dem vierten vorchristlichen Jahrtausend im Zweistromland und seit dem zweiten Jahrtausend vor Christi Geburt in Ägypten sowie im ersten vorchristlichen Jahrtausend in Griechenland bekannt und das erste literarische Zeugnis stammt von Homer, der in der „Odyssee" von einem Trank berichtet, der einen Kummer und Leid vergessen lässt. Doch der wissenschaftliche Durchbruch in der Opiumforschung gelang erst vor etwas mehr als 200 Jahren und ist mit dem Namen des Apothekers Friedrich Wilhelm Sertürner verknüpft. Während seiner Tätigkeit in Paderborn gewann er 1803 aus der Mohnmilch eine Substanz, die sich nach dem Umkristallisieren als weißes Pulver darstellte. Da schon seit Jahrtausenden bekannt war, dass Opiumextrakte – entweder in wässriger Form verabreicht oder in der Opiumpfeife geraucht – den Schlaf fördern, nannte er die Substanz nach Morpheus, dem Gott der Träume, Morphium. Wie bei zahlreichen Entdeckungen in der Chemie und Pharmazie beachtete kaum jemand die im Journal der Pharmazie erschienene Arbeit – bis sie zwölf Jahre später von dem französischen Chemiker und Physiker Joseph Louis Gay-Lussac wieder entdeckt wurde, der ihre enorme wissenschaftliche und wirtschaftliche Bedeutung erkannte. Dennoch sollte es noch zehn Jahre dauern, bis man sich entschloss, die Substanz industriell herzustellen. Erst ein weiteres Vierteljahrhundert später wurde die Einspritzung einer Morphiumlösung zur Schmerzbehandlung in der medizinischen Praxis zur Routine. Da in derselben Epoche die Chloroformnarkose Einzug in den Operationssälen hielt, erschien es nur logisch, Chloroform und das schlaffördernde Morphium zu kombinieren. Dadurch gelang es, die bei der Narkose erforderliche Chloroformmenge deutlich zu reduzieren und zumindest von der Chloroformseite her toxische Reaktionen zu unterbinden.

Von nun an wurde in Sachen Opium/Morphium weiter geforscht und bald stellte sich heraus, dass der Umgang mit der Verbindung nicht ganz ungefährlich war; denn bei Menschen, die das erste Mal mit Morphium behandelt wurden, kam es zu Todesfällen, wenn sie mehr als 300 mg der Substanz (bzw. 100 mg als Spritze) erhielten.

Die Eigenschaften, die sich bei der Opiatforschung als typische Merkmale des Morphins erwiesen, waren schon im Altertum mit der Gabe von Opiumtinktur verknüpft, die man als Schmerz- und als Schlafmittel einsetzte, sowie in Kombination mit Anis, Fenchel und Kümmel unter dem Namen Theriak auch zur Bekämpfung von Schlangen. Später wurden immer weitere Ingredienzien beigemischt – so Kröten- und Schlangenfleisch – und am Ende betrachtete man die Tinktur als Universalmedizin gegen alle damals bekannten Leiden.

Heute sind 36 weitere chemische Verbindungen aus der Reihe der von dem Hallenser Apotheker Karl Friedrich Meissner Alkaloide (komplexe organisch-chemische Stickstoffverbindungen) genannten Substanzen bekannt, die etwa ein Viertel des Rohgewichts von Rohopium ausmachen und von denen sicherlich das Codein das bekannteste sein dürfte. Diese Verbindung ist auch heute noch ein gängiges Mittel zur Hustenbekämpfung – ebenso wie das gleichfalls im Opium enthaltene Noscapin (z.B. unter dem Namen Capval im Handel), das im Gegensatz zu Codein nicht schmerzstillend wirkt. Weiterhin bedeutsam als krampflösendes Mittel ist das Papaverin, das auf die glatte Muskulatur wirkt und deshalb unter anderem bei lebensgefährlichen Spasmen (Krämpfen) der Herzkranzgefäße zum Einsatz kommt, aber auch als Potenzmittel zur Verbesserung der Erektion direkt in den Penis eingespritzt wird.

Wie bei zahlreichen anderen Arzneimitteln auch – etwa beim Chloroform oder beim Phenacetin und beim Thalidomid – erlebte auch das Morphin vor allem wegen seiner schmerzstillenden Eigenschaften schon während des Deutsch-Französischen Kriegs (1870/71) einen ungeahnten Aufschwung. Daran vermochte auch die Erkenntnis nichts zu ändern, dass es zur Atemdepression führte, was – wie sich bald herausstellte – auf der Wirkung auf das zentrale Nervensystem beruhte. Heute weiß man, dass es im Gehirn sogenannte Opiat- (oder Opioid-)rezeptoren gibt, die die Wirkung von Morphin und chemisch verwandten Verbindungen dergestalt hemmen, dass sie die Schmerzweiterleitung ausschalten. Auch bei der Hemmung der Atmung spielen sie eine wichtige Rolle. Auf diese Weise kann die bisweilen tödliche Atemlähmung bei Morphiumüberdosierung erklärt werden.

Ebenfalls im Gefolge des Deutsch-Französischen Kriegs wurde den Ärzten auf einmal klar, dass sie, die Morphin in großen Mengen zur Schmerzlinderung bei ihren verwundeten Soldaten verwendet hatten, eine Wirkung übersehen hatten, die nun deutlich zu Tage trat: Die Soldaten hatten nämlich die Spritzen, die ihnen gereicht worden waren, nicht nur zur Schmerzbekämpfung verwendet, sondern auch zur immer häufigeren Erzeugung von euphorischen Zuständen. Von Mal zu Mal mussten diese armen Menschen die Dosis steigern, um überhaupt noch einen Effekt zu erzielen – was am Ende dazu führte, dass es zur Verlangsamung des Herzschlags und infolgedessen zu niedrigem Blutdruck kam, zu Verstopfung (eine Nebenwirkung, die dann Anlass war, bei Durchfällen Opium zu verschreiben) und schließlich zu neurologischen Folgen wie Zittern, Schlafstörungen, Gangunsicherheit und verwaschener Sprache. Da sich die Gefahr der Atemdepression und der tödlichen Atemlähmung auch in der normalen Bevölkerung rasch herumsprach, wurden in der Folge immer häufiger Selbstmordfälle unter Verwendung von Morphin bekannt. Bereits 1877 erschien das erste Buch zum Problem der „Morphiumsucht", in dem ähnliche Rauschphänomene beschrieben wurden wie in den zunächst 1821 anonym publizierten „Bekenntnissen eines englischen Opiumessers", das von Thomas de Quincey stammte. Dieser hatte übrigens mehr als 55 Jahre seines Lebens der Opiumsucht gefrönt und war erst im recht gesegneten Alter von 74 Jahren gestorben. Besonders in den sogenannten „besseren Kreisen" – und hier vor allem bei Künstlern – begann man das Morphium im Hinblick auf seine berauschenden Eigenschaften mehr und mehr zu schätzen. In Paris entstanden Grüppchen von Morphinnutzern, zu denen so berühmte Maler wie Paul Gauguin und Schriftsteller wie Charles Baudelaire gehörten. Im Nachbarland Deutschland gehörten vor allem der Romancier Hans Fallada („Kleiner Mann, was nun?") und der Lyriker und Mediziner Gottfried Benn zu den bekannten Morphinisten. Gottfried Benns Frau Herta von Wedemeyer nahm sich im Übrigen am 2. Juli 1945 mit Hilfe einer Morphiumspritze das Leben.

In der Folge versuchte man nun, durch „Herumbasteln" am Morphiummolekül (später nannte man es nur noch „Morphin") die schmerzstillenden Eigenschaften möglichst beizubehalten, die Sucht fördernden und Halluzinationen hervorrufenden aber zu vermindern. Dies ist bis heute nicht überzeugend gelungen, zumal erst 1952 Marshall Gates, einem US-amerikanischen Chemiker, die Totalsynthese des komplizierten Moleküls gelang.

Während also in Europa und in Nordamerika die Forschungsanstrengungen in Sachen Opium Früchte zu tragen begannen, spielte sich auf der anderen Seite der Erde ein viel üblerer Konflikt ab, der unter dem Namen „Opiumkrieg“ in die Geschichte eingegangen ist. In den 1830er Jahren hatte es nämlich in China eine große Kampagne gegen die Opiumsucht gegeben, die recht erfolgreich verlief; denn die staatlichen Autoritäten hatten nicht weniger als 73 Tonnen (!) Opium beschlagnahmt und damit dem Opiumhandel erheblichen Schaden zugefügt. Da aber nicht nur Einheimische zur Opiummafia gehörten, sondern auch die berühmte britische Ostindienkompanie in den Opiumhandel verwickelt war, kam es vom 18. März 1839 an zu Aufständen: Nichtchinesen wurde der Handel mit dem Rausch fördernden Extrakt verboten. In der Folge ließ der kaiserliche Kommissar Lin mit Opium handelnde Ausländer einsperren und das beschlagnahmte Opium verbrennen. Da die Briten nicht auf ihre Einkünfte aus dem Opiumhandel verzichten wollten, mobilisierten sie ihre Flotte, dampften durch die Straße von Gibraltar, den Atlantischen und den Indischen Ozean – und im Jahre 1840 kam es zu ersten Gefechten mit chinesischen Militärs, die alsbald eskalierten und zur Eroberung großer Teile Chinas durch die Briten führten. Im Vertrag von Nanking mussten die Chinesen klein beigeben, den Briten den uneingeschränkten Handel erlauben und überdies Hongkong an die Europäer übergeben, das in der Folge 150 Jahre lang britische Kronkolonie blieb. Des Weiteren musste sich die chinesische Regierung zur Leistung von erheblichen Reparationszahlungen verpflichten.

Natürlich nahmen die Chinesen die Niederlage nicht ohne Widerspruch hin und versuchten in der Folge, sich gegen das Hegemonialstreben der Briten zur Wehr zu setzen. Als chinesische Polizisten im Oktober 1856 ein britisches Schiff zu inspizieren begannen, auf dem sie größere Mengen Opium vermuteten, und mehrere Besatzungsmitglieder einsperrten, erklärte das Vereinigte Königreich China nun förmlich den Krieg. Beistand bekamen die Briten vom französischen Kaiser Napoleon III., der die Hinrichtung eines französischen Missionars durch die Chinesen zum Anlass nahm, ebenfalls in den Konflikt einzugreifen. Erst 1860 kam es zum Friedensschluss, der eher einem Diktat glich und den endgültigen Niedergang Chinas einleitete. Der Opiumhandel wurde nun wieder offiziell erlaubt und neben Frankreich und dem Vereinigten Königreich wurde auch Russland und den USA die Möglichkeit eingeräumt, in die bis dahin „geschlossene Stadt" Peking Botschafter zu entsenden. In der Folge florierte der Opiumhandel und so musste der chinesische Kaiser im Hinblick auf den vor allem aus Britisch-Indien florierenden Import schließlich 20 Jahre später den Opiumanbau im eigenen Land wieder zulassen – und das, obwohl offiziell bereits 20 Millionen Chinesen als opiumsüchtig galten und als abgemagerte, antriebsschwache, entkräftete Elendsgestalten den lieben langen Tag in schmierigen Opiumhöhlen herumlungerten und die zusehends wachsenden chinesischen Städte bevölkerten. Erst durch die chinesische Revolution von 1949, die die Kommunisten unter Mao Tse Dong an die Macht brachten, wurde dem Handel mit dem Mohnextrakt – zumindest offiziell – ein Ende gesetzt.

Auch heute noch ist das Problem des Opiumhandels nicht gelöst; denn nach wie vor wird vor allem in Afghanistan sowie in weiteren Ländern Südostasiens in großem Stil Schlafmohn angebaut, der, zu Rohopium verarbeitet, über kriminelle Netzwerke in alle Welt exportiert wird. In den meisten Staaten der Erde ist der Anbau von Schlafmohn allerdings reglementiert. So bedarf der Anbau in Deutschland einer staatlichen Genehmigung, die nicht leicht zu bekommen und dazu noch relativ teuer ist. Dies ist die Folge eines am 23. Juni 1953 von der UNO verabschiedeten „Protokolls zur Beschränkung und Regelung des Mohnanbaus, der Erzeugung und Verwendung von Opium sowie des internationalen und Großhandels damit". Während auch in der Schweiz Restriktionen gegen den Mohnanbau gelten, wird in Österreich weiterhin Schlafmohn gezüchtet und vor allem in Ober- und in Niederösterreich auf einer Fläche von mehr als 1.000 Hektar kultiviert.

Dass auch weiterhin, wenngleich unter strenger Aufsicht, Schlafmohn zur Gewinnung von Opium und damit vor allem von Morphin angebaut werden muss, versteht sich von selbst, wenn man die medizinischen Anwendungsgebiete betrachtet. So gilt Morphin nach wie vor als effektivstes Mittel gegen starke Schmerzen, wie sie beispielsweise häufig bei Krebskranken auftreten: Hier schwächere Mittel wie Aspirin oder Paracetamol mit der Begründung einzusetzen, diese machten im Gegensatz zum Morphin nicht abhängig, ist mehr als zynisch; denn einem Krebskranken dürfte auf Dauer die Tatsache, dass Morphin abhängig macht, ziemlich egal sein – wenn nur seine Schmerzen gelindert werden können. Gleichwohl erhält nur ein Bruchteil der deutschen Patienten, die auf Morphin als Schmerzmittel angewiesen wären, in der Realität auch tatsächlich das Präparat. In unseren Nachbarländern ist man in dieser Hinsicht wesentlich großzügiger und der Verbrauch beträgt oft ein Vielfaches von dem, was in Deutschland angewendet wird. Verabreicht werden kann Morphin in Form von Tabletten, Kapseln, Brausetabletten, Tropfen,

Zäpfchen sowie als Pflaster. Im Ernstfall wird natürlich die Injektionslösung bevorzugt. Und im Falle einer Vergiftung kann im Übrigen Naloxon verschrieben werden, eine chemische Verbindung, die in der Lage ist, das Morphin sehr schnell aus dem Nervengewebe im Gehirn zu verdrängen. Injiziert man Naloxon bei einer durch Morphin hervorgerufenen Atemlähmung intravenös; so dauert es nur einige Sekunden, bis die Morphinwirkung aufgehoben ist.

Arsen – Wunderdroge, Rauschmittel oder doch nur ganz gewöhnliches Gift?

Das Jahr 1831 hatte es in sich: Im Herzogtum Braunschweig jagten erboste Bürger den Herzog wegen seiner Prunksucht davon, die Belgier versuchten einen eigenen Staat zu bekommen und die Polen zettelten mit dem gleichen Ziel einen Aufstand gegen den russischen Zaren an. Neben diesen Großereignissen nahm sich eine Begebenheit in Bremen, die sich zur selben Zeit zutrug, fast bescheiden aus: Am 21. April 1831 wurde nämlich hier das Todesurteil an der 46-jährigen Gesche Margarethe Gottfried vollstreckt. Der ganz gewöhnliche Donnerstag, der die Hansestadt in Atem hielt, weil an diesem Tag die letzte öffentliche Hinrichtung vollzogen wurde, war der Schlusspunkt unter eine beispiellose Serie von Morden, die man der Frau zur Last gelegt hatte: 1806 hatte sie geheiratet, fünf Kinder geboren und sich 1813 ihres ersten Ehemanns entledigt, weil dieser offenbar sein Geld in den städtischen Bordellen durchzubringen pflegte. Auch der zweite Ehemann musste 1817 dran glauben, ebenso wie sechs Jahre später ihr aktueller Verlobter und 1827 ein alter Freund, der ihr Geld geliehen hatte, was sie aber nicht hatte zurückzahlen können.

Möglich geworden waren all diese Morde, weil Gesche im Jahre 1812 von ihrer Mutter eine Dose mit „Mäusebutter" geschenkt bekommen hatte, die seinerzeit als beliebtes Mittel zur Vernichtung von Vorratsschädlingen galt und aus Fett bestand, das mit Arsenikkügelchen vermischt war. Warum sie das Gift nicht nur an ihren liederlichen Ehemännern ausprobierte, sondern auch an ihrer Mutter, die ebenfalls zu Tode kam, wie danach drei ihrer Kinder und der Vater, der im Juni 1815 unter zunächst ungeklärten Umständen gestorben war, konnte im Zuge der Verhöre nicht abschließend geklärt werden. Unter späteren Todesfällen in ihrer Umgebung waren auch ihr Bruder, eine Musiklehrerin und weitere Personen aus dem Freundeskreis. Als sie sich auch ihrer Vermieterin entledigte, schöpfte deren Ehemann allmählich Verdacht und begann seine Mieterin genauer zu beobachten. Überführen konnte er sie aber erst nach mehreren Jahren, als er eines Tages in seinem Schinken weiße Kügelchen fand, die er von seinem Hausarzt untersuchen ließ. Ausgerechnet an ihrem 43. Geburtstag wurde Gesche verhaftet und gestand schließlich während der nun folgenden dreijährigen Untersuchungshaft 15 Morde, die sie alle unter Verwendung von Arsenik begangen hatte.

Dass das mit einem Gehalt von 0,0006 Prozent an der Erdrinde äußerst selten vorkommende Halbmetall Arsen in Form seiner chemischen Verbindungen giftig ist, zeigt nicht nur die Mordserie der Gesche Margarethe Gottfried, sondern vor allem der Blick in die zweitausendjährige Geschichte des Arsens, die spätestens mit dem pontischen König Mithradates VI. begann: Der kleinasiatische Potentat wusste nämlich genau, dass man durch tägliche Einnahme von Arsenik so „tolerant“ werden kann, dass man nur durch größere Mengen der Substanz umgebracht werden kann. Fatalerweise scheiterte aufgrund dieser Gewöhnung an das Arsenik sein 63 v. Chr. geplanter Selbstmord, mit der Folge, dass sich der Pompejus unterlegene Monarch selbst erdolchte. In der gleichnamigen, 1770 uraufgeführten Mozartoper stürzt er sich im dritten Akt sogar theatralisch in sein eigenes Schwert. Um das Jahr 1250 herum soll das Element Arsen dann schließlich erstmals in Reinform (von dem Gelehrten und Bischof von Regensburg Albertus Magnus?) gewonnen worden sein.

Die Einnahme von Arsenik wird nur selten oder überhaupt nicht bemerkt, da die Sauerstoffverbindung farb-, geruch- und geschmacklos ist. Auf der anderen Seite riechen manche Arsenverbindungen knoblauchähnlich – was bis ins 19. Jahrhundert hinein die einzige Möglichkeit darstellte, das Gift zu identifizieren –, weshalb sie von den ahnungslosen Opfern eher als willkommenes Gewürz denn als Gift wahrgenommen werden.

Wie sehr deshalb auch heute noch die Spekulationen wuchern und immer wieder neue Arsen-Verschwörungstheorien die Runde machen, sieht man am Beispiel von Napoleon Bonaparte: Lange hielt sich das Gerücht, der ehemalige französische Kaiser sei in seinem Exil in Sankt Helena mit Arsen vergiftet worden – die Haaranalyse hatte einen um das Fünffache erhöhten Arsenwert erbracht. Da bei ihm aber bereits zu Lebzeiten ähnliche Werte nachgewiesen wurden und offensichtlich die Proben seiner Frau und seines Sohns ähnlich belastet waren – warum, ist bis heute nicht klar – , ließ man die Theorie mittlerweile wieder fallen.

Im Tierversuch beträgt die tödliche Arsenikdosis, die LD_{50}, 14,6 mg/kg Körpergewicht, d.h. von 100 Ratten, die man mit Arsenoxid füttert, sterben 50. Rechnet man das theoretisch auf einen 75 kg schweren Menschen hoch, so genügten 1,1 g, um die Hälfte der Betroffenen zu Tode zu bringen. Die Tatsache, dass Todesfälle beim Menschen bekannt geworden sind, bei denen weniger als 0,1 g Arsenik im Spiel waren, zeigt, dass Ratten offenbar wesentlich „robuster" sind als der Mensch und dass die Ergebnisse von Tierversuchen (nicht nur in diesem Fall) nicht eins zu eins auf den Menschen hochgerechnet werden dürfen. In der Tat scheint die LD_{50} beim Menschen ungefähr (genaue Werte können natürlich in „Ermangelung" von „Menschenversuchen" nicht genannt werden) bei 1,4 mg/kg Körpergewicht zu liegen, und damit bei einem Zehntel des „Rattenwerts“.

Durch regelmäßigen Genuss von Arsenik kann die tägliche Dosis allerdings auf 0,5 g, in manchen Fällen sogar auf 1 g gesteigert werden, ohne dass eine akute Vergiftung eintritt. Mittlerweise weiß man, dass diese Toleranz bei den „Arsenikessern“ nur ein vorgespiegelter Effekt ist, denn im Laufe der Zeit nimmt ganz einfach die Fähigkeit der Magenschleimhaut ab, das Gift aufzunehmen.

Die Frage, warum es in diversen Gegenden der Erde üblich war (oder ist?) regelmäßig Arsenik zu sich zu nehmen, ist dabei schnell beantwortet; denn schon 2 mg genügen, um beim Menschen ein wohliges Wärmegefühl hervorzurufen und nur ein wenig mehr von dem weißen Pulver ist nötig, um das allgemeine Wohlbefinden zu steigern. Das gilt im Übrigen nicht nur für Menschen, sondern auch für verschiedene Nutztiere: Peter Rosegger, der bekannte Autor des Buchs „Als ich noch der Waldbauernbub war“, schreibt dazu in seinem 1877 erschienenen Erzählungsband „Waldheimat“ über eine Reise durch die Alpen mit einer Übernachtung im Stall eines Bauernhofs:

„Ich hatte noch selten so muntere und wohlgepflegte Pferde gesehen, als meine Schlafgenossen hier waren, und ich teilte das dem Knecht Urban mit, als wir nebeneinander im Stalle saßen und Tabak rauchten.
‚Meine Rößln meinst?‘ entgegnete er darauf, ‚und was glaubst, daß ich tue, daß die Rößl so flink und sauber werden! Ich will dir’s sagen: Hüttenrauch füttere ich ihnen.‘
‚Arsenik!‘ versetzte ich, ‚bist du auch so einer?‘

‚Das will ich meinen! Und es ist mir lieb, daß wir davon zu Red' kommen, du tust studieren und verstehst was.'
‚Bei den Pferden verstehe ich gar nichts.'
‚Bei den Pferden, das glaub' ich schon, daß du nichts verstehst,' sagte er nicht ohne Selbstgefälligkeit, ‚da muß einer von Kleinheit auf dabei sein; ...was meinst,' fuhr der junge Knecht fort, ‚was ist mein Fuchs dort für eine Rasse?'
‚Der hat Hitze! Kann spanisches Vollblut sein,' antwortete ich.
‚Ein gemeiner Ennstaler ist's,' belehrte er, ‚und wie alt wirst du ihn schätzen?'
‚Mag ein Zehnjähriger sein.'
‚Mein Lieber!' sagte der Pferdeknecht, ‚der Fuchs dort ist seit einundzwanzig Jahren ein Roß. – Das kommt davon, weil er Hüttenrauch kriegt.'

Ich gab es schweigend zu, denn ich wußte, daß man in manchen Gegenden Pferden, die recht glatt und feurig werden sollen, pulverisierten Arsenik ins Futter mischt. Mein Bursche aber blies seine Pfeifenglut an, daß ich sein frisches Gesicht rosenrot beleuchtet sah, dann fuhr er lauernd fort: ‚Für die Leut', heißt es, wäre der Hüttenrauch auch gesund... Jedem,' sagte er, ‚jedem möchte ich's nicht raten! Meine Kellnerin ist draufgangen. Weil die Weibsleut' halt früher alt werden, als die Männer, mußt wissen, so hat sie gemeint, sie nehm' um das mehr Hüttenrauch. Ist zu viel angekommen. Mir tut's alleweil noch leid um sie... Ich habe Arsenikesser gefunden in der Gegend mit Eisenerz, in Judenburg und bei Köflach und Voitschberg. Im Sulmtale soll dieses Gewürz besonders im Schwunge sein und die Leute schwören darauf, daß es stark und munter mache, das jugendliche Aussehen und den Glanz des Auges erhalte.'"[5]

Wie man mittlerweile weiß, besteht die biochemische Wirkung bei chronischem Arsenikgenuss in einer Beeinflussung der Enzyme (Biokatalysatoren), die für die Bildung von roten Blutkörperchen zuständig sind. Dadurch kommt es – gewissermaßen als Kompensation – zur Zunahme dieser Blutzellen, was das rosige, durchaus „gesunde" Aussehen der Arsenikesser erklärt. Gleichzeitig zeigen aber Trommelschlegelfinger und Uhrglasnägel als Merkmale des Sauerstoffmangels die chronisch werdende Krankheit an; denn schließlich kommt es zur Beeinträchtigung der Atmungskette und damit zum schleichenden, am Ende tödlichen Verfall. Kommt man allerdings rechtzeitig vom Arsenik los, so werden beim plötzlichen Absetzen Müdigkeit, Abgespanntheit und Konzentrationsstörungen beobachtet. Daher sollte man die Dosis langsam verringern.

Akut, d.h. bei Einnahme von 60 bis 170 mg Arsenik (bei Nicht-Arsenikessern), kommt es zu Übelkeit, Krämpfen, (am Ende blutigem) Durchfall, unerträglichen Schmerzen und schließlich zum Herz-Kreislauf- und Nierenversagen. Ob ein Patient mit Arsenik oder einer anderen Verbindung des Arsens vergiftet worden ist, ist eine Frage, die sich in der Rechtsmedizin deshalb relativ häufig stellt, weil der Stoff immer noch ein beliebtes „Mordgift" ist: Dass der Nachweis des Elements dabei relativ einfach gelingt, ist dem britischen Chemiker James Marsh zu verdanken, der bereits 1836 die heute nach ihm benannte „Marsh'sche Probe" entwickelte. Dabei macht man sich die Eigenschaft des Arseniks zu Nutze, mit Wasserstoff zu Arsenwasserstoff zu reagieren. Der bei Anwesenheit von Arsenik in der untersuchten Probe (z.B. Mageninhalt eines Vergifteten) gebildete Arsenwasserstoff zerfällt sofort zu Arsen und Wasserstoff. Das Arsen erscheint dabei als typischer schwarzer, spiegelnder Niederschlag auf einem Stück Glas oder Porzellan, das man über das Reaktionsgefäß hält.

Die Giftwirkung des Arsenik wird schon seit langer Zeit auch dazu genutzt, Schädlinge und kleinste Organismen abzutöten; denn schon vor einem halben Jahrtausend erkannte man in China, dem auch heute noch größten Arsenproduzenten, die günstigen Eigenschaften des Arseniks als Pflanzen- und Holzschutzmittel, das beim Reisanbau angewendet wurde. Diese Pestizidwirkung wurde bis ins 20. Jahrhundert auch im Weinbau genutzt. Erst als man feststellte, dass die Verbindungen des Elements magen- und hautkrebserzeugend sein können – daher rührt auch die heute noch bekannte Bezeichnung „Winzerkrebs“ –, gab man das Verfahren schließlich auf und erließ 1942 im Deutschen Reich ein Verbot für den Einsatz von arsenhaltigen Verbindungen im Weinbau. Bereits 1882 aufgegeben wurde die Verwendung von giftigem „Schweinfurter Grün“, einer Verbindung aus Kupfer, Arsen und Essigsäure, die vor allem im 19. Jahrhundert als Malerfarbe weit verbreitet war, weil es außerordentlich lichtecht war und wegen seiner Farbintensität vor allem als Tapetenfarbe beliebt war. Bis nach dem Zweiten Weltkrieg wurde es allerdings noch als Insektizid verwendet und im Schiffsbau zur Abtötung von Algen eingesetzt.

Da Arsen als Halbmetall in der Lage ist, Elektronen sowohl anzuziehen als auch abzustoßen, gelangt es in Reinstform in der Halbleitertechnik auch heute noch in vielfältiger Art und Weise zur Anwendung. Des Weiteren wird Arsen diversen Bleilegierungen zugesetzt, um diese haltbarer zu machen. Vielfältig sind schließlich auch die Möglichkeiten des Arseneinsatzes in der Medizin, die schon vor fast 500 Jahren von Paracelsus erkannt worden waren: So behandelte Robert

Koch an der Schlafkrankheit Leidende in Ostafrika Anfang des 20. Jahrhunderts erfolgreich mit einer von seinem Kollegen Paul Ehrlich hergestellten Arsenverbindung. Und wenig später wurde Arsphenamin von dem mittlerweile mit dem Nobelpreis ausgezeichneten Ehrlich als erstes „antibiotisch" wirkendes Medikament erfolgreich zur Therapie der Syphilis eingesetzt. Derzeit finden auf experimenteller Basis Versuche zur Krebsbehandlung mit Arsenverbindungen statt.

Dass man mit einer Reihe von anderen Arsenverbindungen wie Diphenylarsinchlorid oder -cyanid oder dem Diphenylaminarsincyanid absichtlich Schaden stiften kann, wurde während des Ersten Weltkriegs deutlich, als diese vor allem die Atemwege und die Lungen reizenden Verbindungen als chemische Kampfstoffe eingesetzt wurden. Diphenylchlorarsin wurde sogar noch im Zweiten Weltkrieg als Waffe genutzt. Letztmalig griffen die US-Amerikaner im Vietnamkrieg zu den arsenhaltigen Kampfstoffen, obwohl diese in der Haager Landkriegsordnung schon im Jahre 1907 explizit verboten worden waren.

Im Vergleich zu diesen Entwicklungen nimmt sich das Arsenikessen fast harmlos aus. Dennoch sollte sich jeder, der mit dieser Art Rauschgift experimentiert, das Fazit von Peter Rosegger merken, der am Ende seiner Erzählung über die Einnahme arsenikhaltiger Getränke schreibt:
„Man trank es, wurde jung und nach einiger Zeit vom Teufel geholt."

Heinrich Heine (1797–1856) war ohne Zweifel einer der wichtigsten deutschen Autoren des 19. Jahrhunderts. Gleichzeitig aber war zumindest sein Name auch umstritten – nicht nur während des „Dritten Reichs“, als er ohnehin als Jude totgeschwiegen wurde, sondern auch noch in den 1960er und den 1970er Jahren, als man beschlossen hatte, die neue Düsseldorfer Universität nach dem berühmtesten Einwohner der Stadt zu benennen. Fast 23 Jahre lang dauerte der Streit um die Namensgebung. Dann kehrte einige Jahre Ruhe ein, doch im Vorfeld des Heine-Jahrs, als man 1997 den zweihundertsten Geburtstag des Dichters feiern wollte, war man bestrebt, auch noch den letzten Makel zu untersuchen, der an Heine haftete; denn als er 1856 in Paris gestorben war, hatte die Todesursache „Syphilis“ gelautet. Und da man die „Lustseuche“ während jener Epoche mit Quecksilberverbindungen zu behandeln pflegte, untersuchte ein Team aus Düsseldorfer und Göttinger Wissenschaftlern die Frage, ob Heine an einer Quecksilbervergiftung gelitten hatte – was ein indirekter Beweis für das Vorliegen der pikanten Geschlechtskrankheit gewesen wäre.

Dann gab es einen Paukenschlag; denn der Göttinger Chemiker und Rechtsmediziner Harald Kijewski präsentierte seine Forschungsergebnisse – und die Syphilistheorie schien endgültig gestorben zu sein: In den zehn Haaren, die Heines Ehefrau Mathilde aufgehoben hatte, fand sich keinerlei Quecksilber – dafür aber umso mehr Blei: Kann man normalerweise mit durchschnittlich 1,8 Mikrogramm (d.h. millionstel Gramm) Blei pro Gramm Haar rechnen, so fand man bei Heine zwischen 192 und 244 Mikrogramm – und damit schlicht das Hundertfache. Die Diagnose der Todesursache musste nun mit hoher Wahrscheinlichkeit „Bleivergiftung“

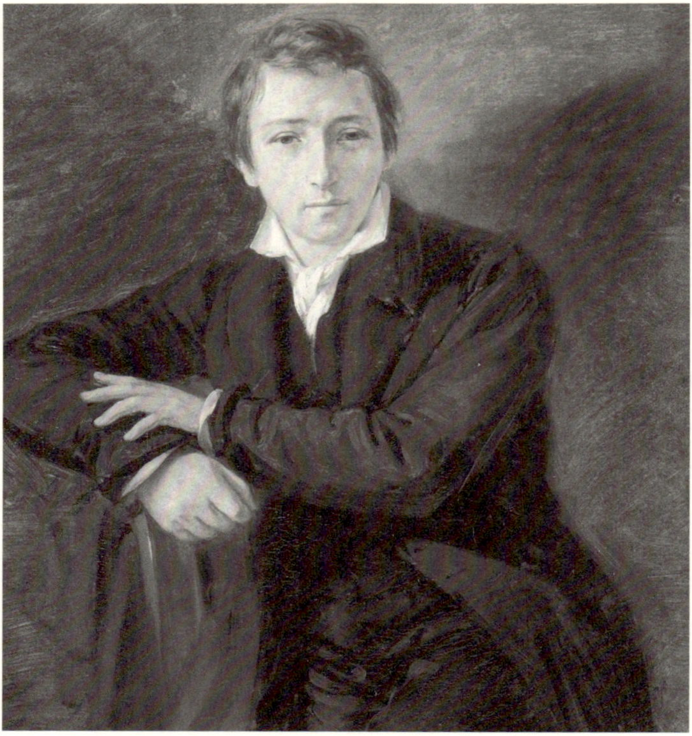

Moritz Daniel Oppenheim: Heinrich Heine, 1831,
Opfer einer Bleivergiftung?

lauten. Und tatsächlich waren die Symptome, die Heine in seiner Korrespondenz geschildert hatte, diejenigen einer klassischen Bleivergiftung: Darmkoliken, Mattigkeit, Lähmungen und Gewichtsverlust war das, was bei Heine im Vorfeld seines Todes bekannt geworden war – und all das wird auch bei Bleivergiftungen beobachtet. Von Heine wurde dies übrigens auch im Gedicht „Vermächtnis" geschildert, erzählte Harald Kijewski:

Ich vermach' euch die Koliken,
Die den Bauch wie Zangen zwicken,
Harnbeschwerden, die perfiden
Preußischen Hämorrhoiden.

Meine Krämpfe sollt ihr haben,
Speichelfluss und Gliederzucken,
Knochendarre in dem Rucken,
Lauter schöne Gottesgaben.[6]

Natürlich erhob sich gleich die Frage nach der Art und Weise, wie man Heine das Gift beigebracht hatte. Da offenbar nichts darauf hindeutete, dass auch andere Personen in seiner Umgebung an einer Bleivergiftung litten, fiel bleihaltiges Trinkwasser als Todesursache aus. Und auch bleihaltige Pomaden konnte Kijewski ausschließen; denn die Haare hätten nicht den Eindruck gemacht, als ob sie von außen mit dem Element kontaminiert worden seien.

Auch heute noch, viele Jahre später, bleibt damit die Frage nach der Person, die Heine vergiftet hat, unbeantwortet. Tatsache ist aber, dass eine Bleivergiftung zu jener Zeit nichts Exotisches war; so entfielen kurz vor der Wende zum 20. Jahrhundert 0,75 Prozent aller Erkrankungen in Berlin auf die Diagnose „Bleivergiftung".

Dass das Blei eine dermaßen herausgehobene Rolle spielte, wird deutlich, wenn man sich in die Geschichte der Metalle und ihrer Verbindungen vertieft. So kann das Blei (neben dem Eisen und den Edelmetallen Gold und Silber) von allen etwa 70 natürlich vorkommenden Metallen auf die längste Anwendungsgeschichte zurückblicken: Wegen seines außerordentlich niedrigen Schmelzpunktes von 327 Grad und der damit einhergehenden leichten Verarbeitbarkeit wurde es schon in der Bronzezeit regelmäßig – natürlich zur Herstellung von Bronzen – verwendet und die ersten Gebrauchsgegenstände aus dem weichen, matt glänzenden Metall wurden ebenfalls schon lange vor Christi Geburt hergestellt. Richtig in Fahrt kam die Bleiverwendung bei den Römern, die es bei der Produktion von Gefäßen, Särgen, aber auch in Form von Bleiacetat einsetzten, um Wein damit zu süßen („Bleizucker").

Selbst im 20. Jahrhundert scheint das „Schönen" von Wein in Mitteleuropa noch verbreitet gewesen zu sein, wie eine Veröffentlichung des österreichischen Toxikologen Winter zeigt: In einem kleinen Ort suchten acht Bewohner wegen heftiger, kolikartiger Leibschmerzen verschiedene Krankenhäuser einer nahen Großstadt auf. Drei von ihnen wurden am Blinddarm operiert, bei einem weiteren, der bereits einige Monate zuvor eine ähnliche Operation über sich ergehen lassen hatte müssen, wurde die Bauchhöhle nochmals geöffnet und dabei wurden Verwachsungen gelöst. Bei einem weiteren Kranken sah der behandelnde Arzt einen Bleisaum an den Zähnen – ein Phänomen, von dem weiter unten noch die Rede sein wird. Schließlich wurden die acht Patienten genau nach ihren Gewohnheiten gefragt und dabei stellte sich heraus, dass sie alle zu den profundesten Weinkennern des Ortes gehörten, die ein bestimmtes Gasthaus aufsuchten, um dort den berühmten Wein zu trinken. Bei der polizeilichen Ermittlung stieß man im Keller auf einen Sack mit Bleiacetat und obendrein stellte sich heraus, dass der Wirt an einer Hirnleistungsschwäche litte, die er sich offenbar durch das Trinken seines eigenen bleihaltigen Weins zugezogen hatte. Bei den Ermittlungen zeigte sich, dass weitere 20 Bewohner des Orts ebenfalls an den Folgen einer chronischen Bleivergiftung litten.

In den 1920er Jahren berichtete der österreichische Neurologe und Psychiater Georg Stiefler „über Fälle von Bleilähmung nach Genuss bleihaltigen Obstweines nebst Bemerkungen über das Vorkommen chronischer Bleivergiftungen unter der bäuerlichen Bevölkerung Oberösterreichs.“[7]

Ein besonders gravierendes Problem im Zusammenhang mit der Verwendung von Blei stellte die Nutzung von Bleirohren beim Transport von Trinkwasser dar. Schon die alten Römer bestückten ihre ausgeklügelten Wasserleitungssysteme unter anderem mit Bleirohren. Vitruvius, Autor eines umfangreichen Werks mit dem Titel „De architecture“, beschäftigt sich im sechsten Kapitel des achten Buchs mit dem Themenfeld „Anlage einer Wasserleitung, Graben von Brunnen und Zisternen“. Dabei geht er zunächst auf die damals übliche Art des Transports von Wasser ein: „Die Leitung von Wasser“, schreibt er, „geschieht auf dreierlei Art: Durch Rinnsale in gemauerten Rinnen, durch Bleiröhren oder durch Tonröhren“. Im weiteren Verlauf seines Textes beschreibt er dann die Konstruktion, den Bau und den Betrieb von Wasserleitungssystemen und die natürlich notwendige Erstattung der Kosten durch Badehausbesitzer und Inhaber von Privatbadeanstalten. „Wird aber das Wasser in Bleiröhren geleitet“, schreibt er weiter, „so soll zuerst bei der Quelle ein Wasserschloss errichtet werden, und dann soll nach der Wassermenge die lichte Weite der Röhren bestimmt werden“. Schließlich vergleicht er den Bau von Wasserleitungen mithilfe von Tonröhren mit dem, bei dem Bleirohre verwendet werden. Und hier folgt der bemerkenswerte Satz: „Auch ist Wasser aus Tonröhren gesünder als das durch Bleiröhren geleitete, denn das Blei scheint deshalb gesundheitsschädlich zu sein, weil aus ihm Bleiweiß entsteht. Dies aber soll dem menschlichen Körper schädlich sein. Wenn nun das, was aus ihm entsteht, schädlich ist, kann es auch selbst zweifellos der Gesundheit nicht zuträglich sein". Die dann folgende Beobachtung zielt auf etwas, was erst wieder in der Neuzeit „neu" entdeckt wurde. Vitruvius schreibt: „Ein Beispiel hierfür [für die Gesundheitsschädlichkeit] können uns die Bleiarbeiter liefern, weil sie eine bleiche Körperfarbe haben".[8]

Die Ursache für diese „bleiche Körperfarbe" hat man erst zwei Jahrtausende später erklären können; denn wie man inzwischen weiß, hemmt Blei in erster Linie die Delta-Aminolävulinsäure-Dehydratase, ein Enzym also, das für die Blutbildung gebraucht wird und dessen Mangel dafür sorgt, dass es nicht zur ausreichenden Ausbildung der roten Blutkörperchen mit ihrem Blutfarbstoff Hämoglobin kommt: Dadurch wird der Sauerstofftransport in Mitleidenschaft gezogen, das Hautkolorit wirkt blass und ungesund. Doch obwohl Trinkwasserrohre aus Blei seit den 1970er Jahren verboten sind, schätzt man, dass noch immer mehr als zehn Prozent des Trinkwassers in Deutschland durch Bleirohre fließen. Wie wichtig das Blei schon bei den alten Römern war, zeigen die Daten aus jener Zeit, die auf eine Bleiproduktion von bis zu 60.000 Tonnen jährlich hindeuten. Heute werden im Übrigen weltweit Jahr um Jahr fast vier Millionen Tonnen Blei gefördert, davon drei Viertel in China, Australien, den USA und Peru.

Dass Blei überhaupt in der Lage ist, vom Rohrmaterial ins Trinkwasser überzutreten, liegt in erster Linie daran, dass Wasser nicht selten leicht sauer ist – und Blei kann mit Säuren Salze bilden, die dann ins Trinkwasser gelangen. Selbst im 20. Jahrhundert wurden immer wieder „Bleiepidemien" bekannt, wenn nämlich das Wasser stärker sauer war und bei der Trinkwasserleitung ausschließlich Bleirohre verwendet wurden. So erkrankten 1930 in einem Leipziger Stadtteil 250

Menschen an einer Bleivergiftung und bei weiteren 800 konnte man erhöhte Blutbleiwerte messen. Interessant waren die Zahlen vor allem deshalb, weil man die Betroffenen auch nach ihren Lebensgewohnheiten befragte. Dabei stellte sich heraus, dass die Bleivergiftungen vor allem bei Frühaufstehern beobachtet wurden: Offenbar hatten sie mit dem Wasser, das die ganze Nacht in den Bleirohren gestanden und dabei das Metall aufgelöst hatten, ihren Morgenkaffee oder -tee gekocht und dadurch wesentlich mehr Blei aufgenommen als ihre Familienangehörigen, die erst am späteren Vormittag das Wasser aus der Leitung konsumiert hatten. Auch für Ratten stellen die Bleirohre eine Gefahr dar, denn offensichtlich haben sie Gefallen am Geschmack von Bleirohren – eine Vorliebe, die bei manchen von ihnen zum tödlichen Nierenkrebs führen kann.

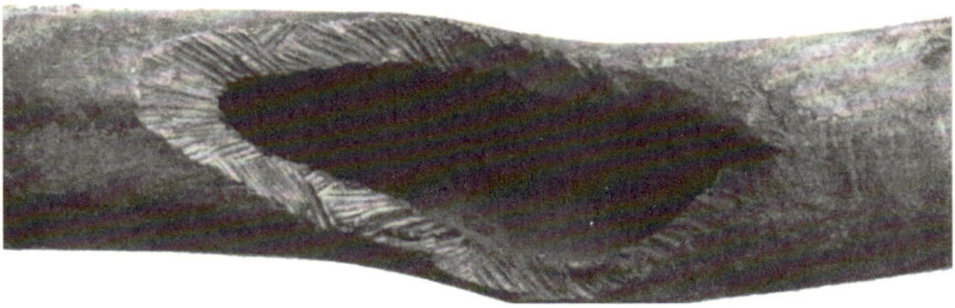

Wasserleitungsrohr, durch Annagen von Ratten zerstört

Weitere Quellen für die Bleibelastung waren in früheren Zeiten Teller, Becher und Karaffen aus Blei. Schon zu Zeiten der Römer war es üblich, Wein oder sauren Fruchtsaft aus Bleibechern oder aus Zinnbechern mit einem signifikanten Bleigehalt zu trinken – und da Alkohol sauer ist, wurde das Blei langsam, aber sicher aus den Bechern herausgelöst. Auch Bleiglasuren enthalten häufig Bleiverbindungen, was dazu führt, dass beim Kochen bzw. Dünsten bestimmter Speisen Blei aus der entsprechenden Keramikoberfläche herausgelöst wird. Zwar ist die Verwendung solcher Glasuren schon seit Jahrzehnten verboten, doch kann über den Import aus Ländern mit weniger strengen Vorschriften durchaus noch solches Geschirr nach Deutschland gelangen. Deshalb sollte man bei der Lebensmittelzubereitung nach wie vor auf das Herkunftskennzeichen der Koch- und Backformen achten.

Früher war die Bleimennige, die bei Lackierungen von Metallflächen für einen effektiven Rostschutz sorgen sollte, eine weitere wichtige Bleiquelle. Die typische orangene Farbe sollte für jeden Hobbywerker ein Alarmzeichen sein, wenn er alte Lacke mit Schmirgelpapier abschleift und sie dann unweigerlich in Form von Staub wieder zum Vorschein kommen. Schon zahlreiche Maler, die alte Autobahnbrücken zu sanieren hatten, sind in diese Falle getappt und mussten ihren Leichtsinn, ohne Maske gearbeitet zu haben, mit monatelangen Arbeitspausen wegen einer chronischen Bleivergiftung bezahlen. Auch weiße Farbe war lange Zeit nicht ganz unverdächtig; denn das schon von Vitruvius erwähnte und als gefährlich bezeichnete „Bleiweiß“ wurde Jahrhunderte lang als Pigment verwendet. Eine weitere wichtige Quelle war das aus Bleitetraethyl entstandene Metall, das bei den meisten Autos aus dem Auspuff entwich und deshalb vor allem im Bewuchs an Straßenrändern zu finden war. Von dort geriet es in die Nahrungskette, weil Kühe oder Schafe das verseuchte Gras fraßen und überdies auch das Getreide, das in der Nähe von Straßen wuchs, mit Blei verunreinigt war. Die Beimengung war bis in die 1980er Jahre hinein notwendig, um Benzin „klopffester“ zu machen, d.h. die Motoren vor Früh- und Fehlzündungen zu schützen, die ihre Stabilität beeinträchtigen konnten. Da sich mittlerweile schon seit Jahrzehnten der Katalysator im Auto durchgesetzt hat, der kein Bleitetraethyl verträgt, hat man es in Mitteleuropa schon längst aus den

Kraftstoffen entfernt. Bei Landfahrzeugen ist dies also ein Problem von gestern; im Flugbenzin wird die giftige Verbindung nach wie vor angewendet.

Leider ist die Wirkung auf die Blutbildung, die besonders bei Kindern (die ohnehin Blei und Bleiverbindungen wesentlich besser aufnehmen können als Erwachsene) schwere Schäden zur Folge haben kann, nicht die einzige negative Begleiterscheinung der chronischen Bleivergiftung; auch in anderen Organen kann sich das Metall in Form von Bleiverbindungen anreichern. So führt die Speicherung im Nervensystem zu seelischen Veränderungen und vor allem zur Minderung der Intelligenz. Die berühmte „Fallhand" mit der Unfähigkeit, das Handgelenk zu strecken, kann hier als wichtigstes Zeichen einer Bleivergiftung gelten.

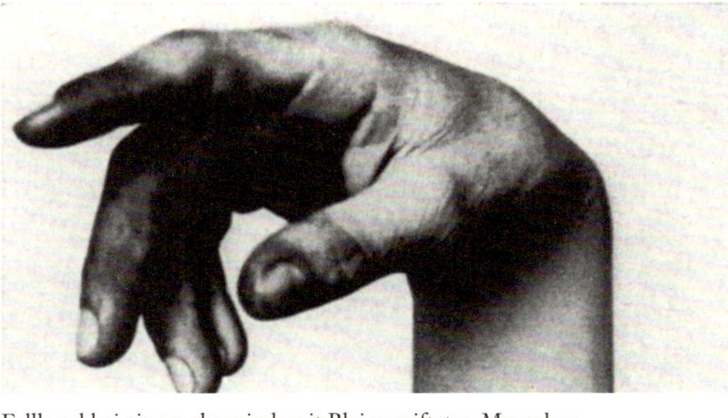

Fallhand bei einem chronisch mit Blei vergifteten Menschen

Auch nachdem eine Tätigkeit mit Blei eingestellt wird, nimmt die Bleilähmung weiterhin zu. Mitunter dauert es nicht nur Monate, sondern bis zu zwei Jahren, bis die Lähmung langsam zurückgeht und schließlich ganz verschwindet. Im

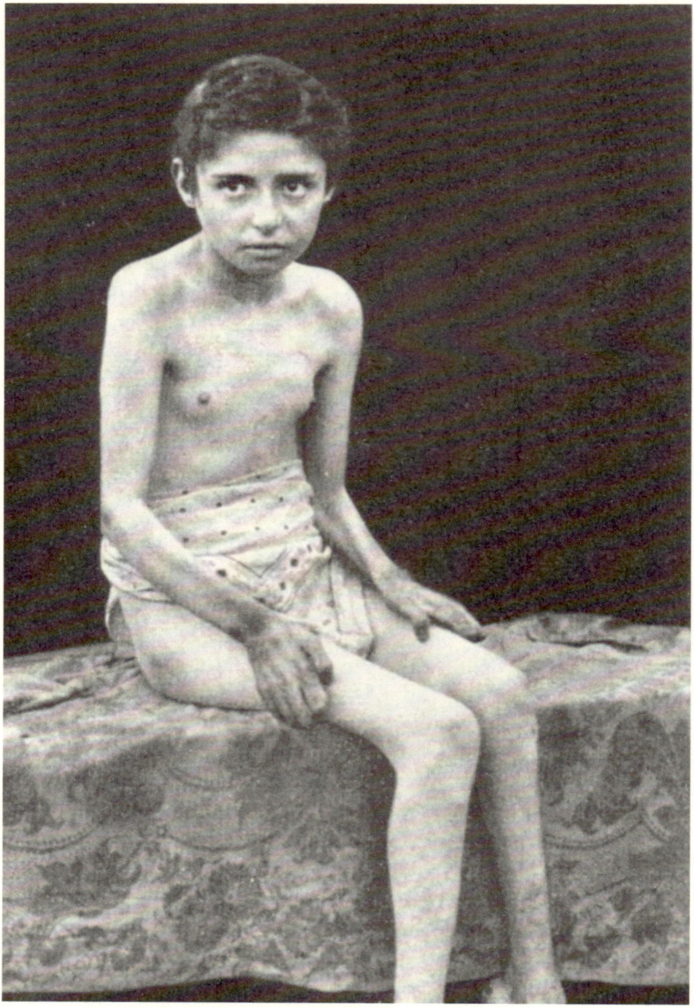

Chronisch mit Blei vergiftetes Kind eines Töpfers mit Bleilähmung der Hände und Beine. Man beachte die Lähmung des Unterschenkelnerven, die zur Unfähigkeit der Fußhebung führt.

schlimmsten Fall kommt es bei der Bleivergiftung zu chronischer Hirnleistungsschwäche mit epileptischen Anfällen, quälenden Kopfschmerzen und zum Tod durch Herzversagen – der auch Folge von Herzrhythmusstörungen und bisweilen drastisch erhöhtem Blutdruck sein kann. Insbesondere bei akuter Bleivergiftung kann auch der Magen-Darm-Trakt mit Schmerzattacken und Koliken reagieren und die Nierenleistung kann herabgesetzt sein.

Ludwig Teleky, der Altmeister der deutschen Arbeitsmedizin, der in den 1920er Jahren Preußischer Landesgewerbearzt war, hat in seinem 1955 erschienenen Buch „Gewerbliche Vergiftungen" einige Fallbeispiele gesammelt, bei denen die Bleivergiftung zu schweren gesundheitlichen Schäden geführt hat. So berichtet er über einen 25-jährigen Mann, der von Oktober bis Weihnachten eine Tätigkeit mit Blei verrichtet hatte. Um Weihnachten seien Verdauungsbeschwerden aufgetreten, gefolgt vom plötzlichen Verlust des Sehvermögens am linken Auge. Schließlich sei es zur Lähmung des linken Arms und Beins gekommen. Nach mehrtägiger Pause bildeten sich die Beschwerden offensichtlich zurück, sodass er wieder zur Arbeit ging. Eine Woche später, so berichtet Teleky, „fiel er an seinem Arbeitsplatz plötzlich zu Boden, wurde dann gewalttätig, halb benommen. Wiederholt stellten sich klonische Krämpfe an der rechten Seite ein, dann allgemeine Krämpfe. Tod am 4. Tage."

In einem anderen Fall berichtet Teleky über einen 49-jährigen „Spritzverbleier", der „mittels einer Spritzpistole in ihr geschmolzenen Bleidraht auf das zu verbleiende Werkstück aufspritzte und dies unter fehlenden oder vollkommen unzureichenden Schutzvorrichtung tat." Mitte November, so Teleky, hätten sich erstmals Leibschmerzen, Erbrechen und

Durchfälle bemerkbar gemacht, was ihn nicht daran gehindert habe, nach einer Woche die Arbeit wieder aufzunehmen. Schon kurze Zeit später sei er wieder erkrankt, dieses Mal auch mit Verstopfung. Dennoch sei er einen Tag später wieder zur Arbeit gegangen und musste nach drei weiteren Tagen ins Krankenhaus aufgenommen werden, mit heftigsten Leibschmerzen, blauen Lippen, süßlichem Mundgeruch, herabgesetzter Muskelspannung und allgemeiner Schwäche; denn offenbar konnte er nicht mehr stehen und sich nicht mehr im Bett aufsetzen. Trotz intensiver Behandlung sei der Tod einen Tag später eingetreten. Bei der Obduktion entdeckte man eine „trübe Schwellung der Leber und der Nieren, Bronchitis, verschorfende Entzündung des mittleren und unteren Dünndarmabschnitts".[9]

Selbst wenn die Folgen der Bleivergiftung bei Zufuhr kleinerer Mengen nur schlecht zu fassen sind, kann doch eine fatale Neigung zum Knochenbruch bestehen, die dadurch zu Stande kommt, dass das Kalzium in den anorganischen Verbindungen des Stützapparats durch Blei ersetzt wird – was zu einer bisweilen drastisch verminderten Knochenstabilität führen und auch bei den Zähnen eine Minderung der Härte nach sich ziehen kann. In alten Lehrbüchern liest man oft von einer schwärzlichen Verfärbung des Zahnfleisches und der Zähne und dieser sogenannte „Bleisaum" wird als äußerst typisch für die chronische Bleivergiftung angesehen. Das ist natürlich spätestens seit der Erfindung von Zahnpasta und Zahnbürste nur noch eine grausige Erinnerung an unhygienische Zeiten. Im Übrigen besteht dieser schwärzliche „Saum" nicht aus elementarem Blei, sondern aus seiner Verbindung mit Schwefel, dem Bleisulfid.

Wie groß das Problem der Bleivergiftung während der ersten Hälfte des 20. Jahrhunderts war, können wir wieder bei Ludwig Teleky nachlesen, der sich auf Daten aus England stützt. So seien zwischen 1900 und 1946 insgesamt 14.058 (!) Bleivergiftungen bei Männern, aber nur 1.823 bei Frauen gemeldet worden. Dabei habe es bei den Männern in 77,8 Prozent Krankheitserscheinungen im Magen-Darm-Trakt gegeben, in 32,5 Prozent Blutarmut (Anämie), in 14,9 Prozent Lähmungen und in 2,3 Prozent eine krankhafte Hirnleistungsschwäche (Enzephalopathie).

Geht es bei einem Patienten um die Frage „Bleivergiftung – ja oder nein?", so hilft bei der Diagnostik die Bestimmung des Metalls in Blut und Harn nicht in allen Fällen weiter; denn wenn sich das Metall in Form seiner Verbindung in die Depots, wie etwa Knochen und Zähne, zurückgezogen hat, sind die gemessenen Werte oft nur schwer zu interpretieren und mit dem Ausmaß der Vergiftung in Verbindung zu bringen. Hier hilft bisweilen die oben bereits erwähnte Bleibestimmung in den Haaren weiter. Kann man sich ganz sicher sein, dass das Blei, das man bei der Haaranalyse findet, nicht von Bleistäuben in der Luft stammt und damit nur äußerlich aufliegt, kann die Haaranalytik wertvolle Hinweise bei der zu beantwortenden Frage liefern.

Die oft erhobene Forderung nach einer Verbannung von Blei aus dem täglichen Leben ist natürlich alles andere als realistisch; noch immer ist Blei ein wichtiges, bei vielen Anwendungen auch sehr geschätztes, in zahlreichen Industriesparten nicht zu ersetzendes Metall: Zumindest die Autofahrer unter uns verwenden Blei; denn das Anlassen des Motors ist nun einmal nicht ohne Bleibatterie möglich, da nur sie die dafür nötige elektrische Spannung garantiert. Auch als Gewicht beim „Auswuchten" ist Blei bei vielen von uns noch bekannt, wenngleich die Gewichte im PKW-Bereich und im Sektor der leichten Transportfahrzeuge nicht mehr zugelassen sind. Ebenfalls allen geläufig dürfte die Anwendung von Blei im Strahlenschutz sein: Aufgrund der enorm schweren Atomkerne (mehr als zweihundertmal schwerer als der Wasserstoffkern!) werden gefährliche Strahlen wie z.B. Röntgenstrahlen oder Strahlen, die im Zusammenhang mit dem radioaktiven Zerfall entstehen, von Blei fast total abgeschirmt. Auch in Bildschirmen von Fernsehgeräten oder Computern ist oft Blei enthalten, um hier die Wirkung der aus den Kathodenstrahlröhren entweichenden Strahlen zu neutralisieren.

Und im Bauwesen, etwa bei der Abdichtung von Fugen, spielt Blei nach wie vor eine wichtige Rolle. Und wer gewerbsmäßig, etwa beim Militär, oder als Hobbyjäger mit Feuerwaffen umgeht, schätzt die Qualität von bleihaltigen Geschossen. Unentbehrlich für die Sprengstofftechnik ist die Verbindung von Blei und Stickstoff in Form von Bleiazid.

Schließlich spielen Bleilegierungen, d.h. Mischungen verschiedener Metalle unter Verwendung von Blei, immer noch eine Rolle, wenngleich eine Anwendung, die einst das menschliche Leben revolutioniert hat, inzwischen der Vergangenheit angehört: Früher wurden Lettern bei der Produktion von Druckerzeugnissen wie Zeitungen oder Büchern in großem Maße eingesetzt. Auch in der Löttechnik war Blei wichtig und einigen Metallen wird Blei noch immer beigemischt, um bestimmte metallurgische Eigenschaften zu verbessern.

Bleibt die Frage, was denn bei einer Bleivergiftung medizinisch überhaupt getan werden kann, um die Folgen der Intoxikation aufzuheben oder bestenfalls zu mindern. Dabei dürfte die akute Aufnahme größerer Bleimengen eine Rarität sein, die man notfalls durch eine Magenspülung oder Erbre-

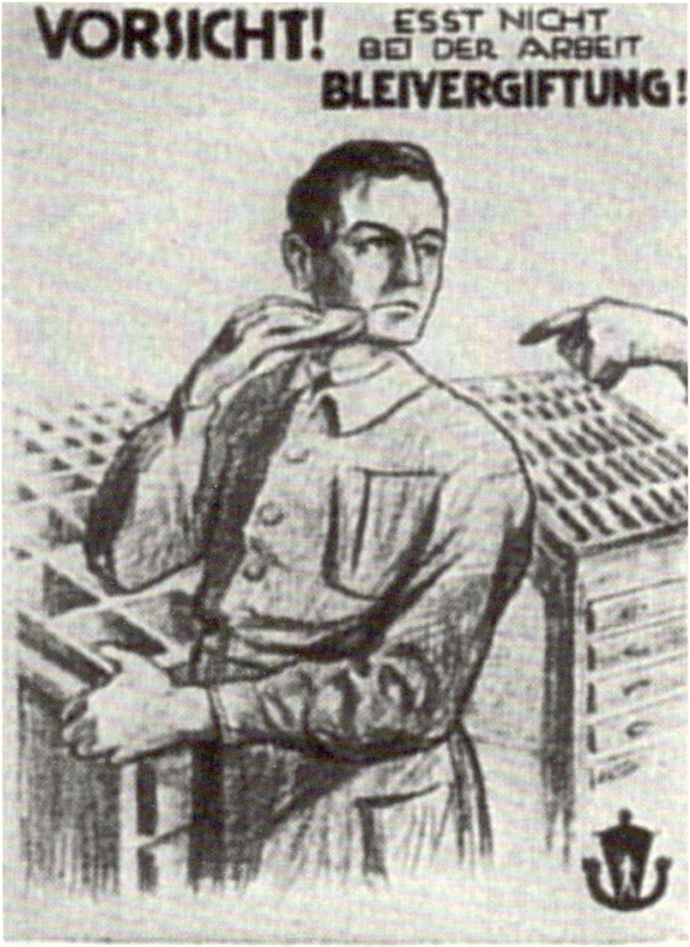

Warnplakat für Schriftsetzer

chen in den Griff bekommen kann. Wesentlich schwieriger ist es, das Blei wieder aus dem Körper zu entfernen, wenn es erst einmal in seinen Depots, im Blut und in den Knochen, angekommen ist. Natürlich kann – wie bei anderen giftigen Metallen auch – die Überführung in eine lösliche Verbindung mithilfe der sogenannten Chelattherapie eine Lösung darstellen. Bei der Behandlung mit komplexen organischen Verbindungen, die das Blei aufnehmen und es dadurch wasserlöslich werden lassen, gelangen immer auch für den Körper unentbehrliche Metalle – wie etwa Kalium oder vor allem Magnesium – an die Außenwelt, was bedeutet, dass es mehr oder weniger starke Nebenwirkungen gibt. Da Blei auf natürlichem Weg aus dem Körper ausgeschieden werden kann, hilft oft nur Abwarten, um den Bleigehalt im Organismus zu mindern – eine zugegebenermaßen recht fatalistische Art der Behandlung. Deshalb ist es um so wichtiger, es gar nicht erst zur Bleivergiftung kommen zu lassen. Früher – und auch heute noch in Gebieten, in denen möglicherweise Trinkwasserrohre aus Blei verwendet werden – galt die Regel „Ablaufenlassen", d.h. das morgendliche Öffnen des Wasserhahns für einige Minuten, bevor man das Wasser zum Tee-, Kaffeekochen oder zur Zubereitung von Säuglingsnahrung verwendet.

Häufig mit Blei kontaminierte Lebensmittel sind Wildpilze und Muscheln, Leber und Nieren. Wer den Verzehr dieser Nahrungsmittel einschränkt, kann einer übermäßigen Bleiaufnahme vorbeugen. Und schließlich sollte man beim Kochen, Gratinieren oder Schmoren auch keine Keramikformen verwenden, bei denen die Bleifreiheit nicht garantiert ist (Kennzeichnung beachten!). Wer schließlich berufsmäßig mit Blei umgeht – und dabei ist natürlich auch die Bleiförderung wichtig, die zu zwei Dritteln in Ländern ohne verpflichtende arbeitsmedizinische und sicherheitstechnische Vorsorge betrieben wird –, muss natürlich durch persönliche Schutzausrüstung – wie etwa Handschuhe und Atemschutz bei Arbeiten wie dem Abschleifen von alten Lackresten – der Bleiaufnahme entgegenwirken.

Darüber hinaus sind technische Maßnahmen – wie die Kapselung bei Herstellungsverfahren mit der Verwendung von Blei – immer noch der beste Weg zur Vermeidung der Bleiaufnahme. Dass regelmäßig entsprechende arbeitsmedizinische Vorsorgeuntersuchungen durchgeführt werden sollten, die auch die Bestimmung des Blutbleispiegels beinhalten, versteht sich von selbst. Und wie wichtig die Vorbeugung von Bleivergiftungen ist, wird deutlich, wenn man sich das Zahlenwerk der Deutschen Gesetzlichen Unfallversicherung zum Thema „Berufskrankheiten" anschaut: So wurden 2008 98 Verdachtsfälle gemeldet, ein Jahr später 62 und 2010 61 Fälle. Da die Anerkennung von Berufskrankheiten ein Prozess ist, der sich oft über viele Jahre hinzieht, ist die Anzahl der im Zeitraum 2008 – 2010 anerkannten Fälle nur bedingt aussagekräftig. Im Falle des Bleis waren es fünf bzw. sieben bzw. fünf Fälle, während in drei bzw. einem bzw. vier Fällen Rentenzahlungen fällig wurden und es in jedem der drei Jahre einen Todesfall gab.

Gleichwohl wird es sich auch in Zukunft nicht vermeiden lassen, dass über die Verwendung im Arbeitsleben hinaus mordlüsterne Zeitgenossen auf Bleiverbindungen zugreifen, wenn sie einen unliebsamen Menschen vom Leben in den Tod zu befördern gedenken. Auch der letzten Endes nicht mit Sicherheit lösbare „Fall Heinrich Heine" gehört ohne Frage zu dieser Kategorie.

Gifte und Genussgifte im Mittelalter

Die Zeit des Mittelalters, die in den historischen Wissenschaften als die Zeitspanne gilt, die vom Untergang des (west-)römischen Reichs bis zur Entdeckung Amerikas verging, war, was den wissenschaftlichen Fortschritt angeht, in Europa eine von zahlreichen Forschern beklagte Zeit des Stillstands, wenn nicht gar des Rückschritts. Auf der Iberischen Halbinsel, wo während eines Zeitraums von mehr als einem halben Jahrtausend die Araber herrschten, blühten die Wissenschaften – und mit ihnen auch das gesellschaftliche Leben. Dass hier der Kaffee zunehmend eine Rolle spielte, ist vor diesem Hintergrund gut zu verstehen. Zur selben Zeit breitete sich auf dem amerikanischen Kontinent die Sitte des Tabakrauchens und -kauens aus, die mit den Heimkehrern aus der Mannschaft des Christoph Kolumbus auch nach Europa kam. Wie sehr dort noch die Angst vor übersinnlichen Mächten verbreitet war, lässt sich an den Reaktionen auf diverse „Seuchenzüge" des sogenannten „Antoniusfeuers" ablesen, in deren Rahmen keine Krankheitserreger weiterverbreitet wurden, sondern Vergiftungen mit einem Pilzgift zu panikartigen Verwerfungen in den jeweiligen Gebieten Europas führten.

Kaffee oder die unaufhaltsame Karriere des „Türkentranks“

Im Jahre 1734 – Johann Sebastian Bach war gerade 49 Jahre alt geworden – komponierte der Thomaskantor eine knapp 30 Minuten dauernde „weltliche Kantate“, die sich unter dem Titel „Schweigt stille, plaudert nicht“ mit dem damals populären Kaffeekonsum beschäftigte. Und Karl Gottlieb Hering („Morgen Kinder wird's was geben“), ein Zeitgenosse Mozarts, nahm in seinem berühmten Kanon den sogenannten „Türkentrank“ ebenfalls aufs Korn, indem er reimte:

C-A-F-F-E-E
Trink' nicht so viel Kaffee!
Nichts für Kinder ist der Türkentrank,
schwächt die Nerven, macht dich blass und krank.
Sei doch kein Muselmann,
der das nicht lassen kann.

Der Trank, der schon vor mehr als 1.000 Jahren von den arabischen Ärzten Al Razi (850 – 923) und Avicenna (980 – 1037) beschrieben worden war, wurde bereits zu Zeiten von Paracelsus von einigen Wissenschaftlern verteufelt, die offensichtlich erkannt hatten, dass übermäßiger Kaffeekonsum krank machen kann. Emir Khair Bey Mismar soll deshalb in Mekka eine Versammlung abgehalten haben, um die Vorwürfe zu klären. Das Ergebnis war ein Verbot des Getränks, da man behauptete, er berausche – ein Verbot, das allerdings schon bald wieder unterlaufen wurde; denn man hielt Kaffee auf jeden Fall für weniger ungesund als den in der Tat berauschenden Wein. Daraufhin soll es in der arabischen Welt, vor allem in Kairo, zu Tumulten bekommen sein, bei denen mehrere Kaffeehäuser zerstört wurden (die allerdings bald wieder aufgebaut wurden, sodass es bald wieder mehr als 1.000 Kaffeehäuser in der Stadt gab). Und der noch viel länger – wohl mehr als 3.000 Jahre – bekannte schwarze oder grüne Tee, der mit ähnlichen Wirkungen aufwartet, wurde spätestens im 19. Jahrhundert ebenfalls kritisch betrachtet. Dabei wurde der Glaube, der 1822 entdeckte Inhaltsstoff des Kaffees, das Koffein, sei von dem des Tees, dem Tein, verschieden, bereits 1838 widerlegt. Allein die Geschichte von Tee und Kaffee zeigen, dass zwar negative Folgen des übermäßigen Konsums schon lange bekannt waren, dass aber die Ursachen erst vom 19. Jahrhundert an wissenschaftlich erforscht werden konnten, weil es erst nach der Geburt der Chemie in dieser Epoche möglich wurde, Substanzen in Reinform zu isolieren und ihre Eigenschaften zu studieren.

Wann der Kaffee nach Europa gekommen ist, ist nach wie vor Gegenstand der Forschung, doch am ehesten muss es um die Zeit geschehen sein, als der Augsburger Mediziner Leonhard Rauwolf drei Jahre im Orient weilte und eine umfangreiche Pflanzensammlung anlegte. Sein Hauptinteresse galt den Bananen, der Dattelpalme und dem Kaffeestrauch und er veröffentlichte die Schrift „Aigentliche beschreibung der Raisz, so er vor diser zeit gegen Auffgang inn die Morgenländer, fürnemlich Syriam, Judaeam, Arabiam, Mesopotamiam, Babyloniam, Assyriam, Armeniam u.s.w. nicht ohne geringe mühe unnd grosse Gefahr selbs vollbracht."

Georg Christoph Neitschitz, ein sächsischer Ritter, notierte 1637 auf einer seiner zahlreichen Orientreisen, dass ihm in Kairo das schwarze türkische Getränk „Caffa" vorgesetzt worden sei. Zur selben Zeit begann der Kaffee zunächst in Sachsen und dann in den Niederlanden Fuß zu fassen (was zur Gründung eines ersten Kaffeehauses führte) und gegen Ende des 17. Jahrhunderts wurde auch in der Residenz des Großen Kurfürsten in Preußen fleißig Kaffee getrunken – nun schon nicht mehr der Gesundheit wegen, sondern wegen des Genusses. Wiederum in den Niederlanden konnte Anfang des 18. Jahrhunderts von interessierten Bürgern im Botanischen Garten in Amsterdam der erste Kaffeestrauch bewundert werden. 1725 existierten in Leipzig bereits acht Kaffeehäuser und bald musste dermaßen viel Kaffee importiert werden, dass unter anderem in Preußen Devisenknappheit herrschte, was Friedrich den Großen zur Weißglut trieb, sodass ab 1768 eine „Bekanntmachung über den Missbrauch des Kaffee- und Teetrinkens" vor der neuen Mode warnte. Einer der berühmtesten Kaffeetrinker des nun beginnenden 19. Jahrhunderts wurde Honoré de Balzac, von dem einige behaupten, er habe 60 Tassen Kaffee täglich konsumiert, während andere von 40 Kännchen sprechen. Angeblich soll er so viel Kaffee getrunken haben, um mehr Zeit mit dem Schreiben verbringen zu können, da ihm der Schlaf wie unnütz verlorene Zeit vorkam. Der Erfolg und der ungeheure Umfang seiner „Menschlichen Komödie", die bei seinem Tod 91 Romantitel umfasste, geben ihm posthum Recht.

Doch was ist nun dran an den Behauptungen, dass es sich bei Kaffee um ein Gift handele und an den zahlreichen Diskussionen, die immer wieder aufflammen, wenn von der Genussmittelsucht die Rede ist? In den grünen Kaffeebohnen, von denen jährlich etwa sieben bis acht Millionen Tonnen geerntet werden, sind in absteigender Konzentration mit Saccharose, Chlorogensäure, Koffein (lediglich ein Prozent des Rohkaffees), Trigonellin und Theophyllin fünf chemisch genau definierte Verbindungen sowie diverse weitere Zucker (knapp die Hälfte), Eiweiße, Fette und die „Holzsubstanz" der Bäume, enthalten, die unter der Sammelbezeichnung „Lignine“ geführt werden. Hinzu kommen (anorganische) Mineralstoffe in einer Größenordnung von etwa vier Prozent.

Fangen wir mit der Saccharose an, dem Zucker, den wir alle als Rüben- oder Rohrzucker kennen. Er ist Bestandteil zahlreicher Nahrungsmittel und entfaltet in der Konzentration, in der er im Kaffee vorhanden ist, keinerlei bemerkenswerte pharmakologische Effekte.

Die Chlorogensäure, Ester eines Zuckers und eines Phenols, soll – wie immer wieder behauptet wird – schuld an den magenreizenden Eigenschaften des Kaffees sein, was aber deshalb keine große Rolle spielen kann, da beispielsweise Kartoffeln und Artischocken, die definitiv nicht magenbelastend sind, ebenfalls chlorogensäurehaltig sind. Auf jeden Fall wirkt die Verbindung aber harntreibend.

Das bereits 1924 in zahlreichen Pflanzen nachgewiesene Trigonellin, ein Alkaloid (das wie alle Alkaloide aus Kohlenstoff, Wasserstoff, Sauerstoff und Stickstoff besteht), weist interessanterweise antibakterielle Eigenschaften auf, indem es Streptokokken daran hindert, sich auf den Zähnen niederzulassen und am Ende Karies hervorzurufen. Nennenswerte negative Eigenschaften dieser Verbindung sind nicht bekannt.

Theophyllin, das in größeren Mengen auch im schwarzen und grünen Tee enthalten ist, erklärt die schon vor mehr als 100 Jahren beschriebene antiasthmatische Wirkung des Kaffees. Es ist ebenfalls ein Alkaloid und wird auch im menschlichen Körper aus Koffein gebildet. Es wirkt harntreibend, wird als Medikament gegen Asthma bronchiale eingesetzt und steigert Pulsschlag und Blutdruck. Zwar ist seine „therapeutische Breite“ recht schmal, d.h. es kann leicht zu einer

Überdosierung (mit Schlafstörungen, Unruhe, Herzrhythmusstörungen und Sodbrennen) kommen, doch sind die Konzentrationen im Kaffee zu gering, um entsprechende Wirkungen hervorzurufen.

Bleibt das Koffein, das der am besten erforschte, da am längsten bekannte Inhaltsstoff des Kaffees ist. Natürlich war es Johann Wolfgang von Goethe, der sich brennend für die Wirkungen des Kaffees interessierte und der seinen Apotheker Ferdinand Runge bat, den für die Wirkungen des Kaffees verantwortlichen Stoff zu isolieren – was Runge im Jahre 1820 auch gelang, als er dem deutschen Dichterfürsten ein weißes, geruchloses Pulver präsentieren konnte. Zwölf Jahre später bestimmte Justus von Liebig die genaue chemische Zusammensetzung und die Strukturanalyse wurde 1875 angefertigt. Die Wirkungen des Koffeins sind vielfältig und beruhen zum größten Teil auf einer Hemmung von Empfängerzellen (Rezeptoren) im Nervensystem, die Adenosin binden, eine Substanz, die im Energiestoffwechsel und bei der Bildung menschlicher Erbsubstanz eine Rolle spielt. Adenosin soll das zentrale Nervensystem vor überbordender Aktivität schützen. Wird die Aktivität der Adenosinrezeptoren durch Koffein „gehemmt“, so wird damit das Gehirn „enthemmt“: Deshalb kommt es zu einer erhöhten Hirnaktivität, die von einer Steigerung von Puls und Blutdruck begleitet wird. Gleichzeitig sind harntreibende Eigenschaften beschrieben worden sowie eine vermehrte Darmtätigkeit. Vermittelt über das Hormon Adrenalin und seine Verwandten kommt es zu einem Abbau von Glykogen und Fetten, weshalb Glucose (Zucker) und Fettsäuren vermehrt gebildet werden. Die Bronchen werden erweitert (ebenso wie durch Theophyllin) und möglicherweise gibt es auch Wirkungen im Bereich der Eileiter. Die Entzugserscheinungen sind entsprechend: Kopfschmerzen, Übelkeit, Schläfrigkeit, Konzentrationsstörungen, Depressionen – all das beklagen diejenigen, denen der Kaffee entzogen wird – und um diese Nebenwirkungen des Entzugs rasch wieder überwinden zu können, trinken sie erneut von dem „Türkentrank“. Deshalb muss die Frage gestellt werden, ob es sich um ein Suchtmittel handelt. Auch das Internationale Olympische Komitee vertrat lange den Standpunkt, dass es sich um ein Dopingmittel handelt, doch mittlerweile ist die Substanz nicht mehr verboten und gilt nach wie vor als das preiswerteste aller stimulierenden Substanzen. Übrigens: Um jemanden mit Koffein vom Leben in den Tod zu befördern, bedarf es der ungeheuer großen Menge von 10 g, die auch dann nicht erreicht wird, wenn man täglich mehr als sechs Tassen Kaffee trinkt (was manche Mediziner schon als „Missbrauch“ bezeichnen). Doch Honoré de Balzac könnte dieser Menge, die in ca. 100 Tassen Kaffee enthalten ist, gefährlich nahe gekommen sein. Als offizielle Todesursache wurde übrigens „Überanstrengung“ angegeben.

Sooft ich meine Tabakspfeife,
Mit gutem Knaster angefüllt,
Zur Lust und Zeitvertreib ergreife,
So gibt sie mir ein Trauerbild –
Und füget diese Lehre bei,
Dass ich derselben ähnlich sei.

So dichtete um 1734 der große Thomaskantor Johann Sebastian Bach. Und warum er seiner Pfeife ähnlich sei, verriet er in der zweiten Strophe des mit einer doch etwas tragischen Melodie in e-Moll daherkommenden Liedes:

Die Pfeife stammt von Ton und Erde,
Auch ich bin gleichfalls draus gemacht,

...und dann setzt er etwas melancholisch hinzu:

Auch ich muss einst zur Erde werden,
Sie fällt und bricht, eh ihr's gedacht, […][10]

Nicht lange, bevor Bach das Lied über die Tabakspfeife komponiert hatte, hatte Paul Carl Leygebe das Tabakskollegium gemalt, auf dem der preußische König Friedrich Wilhelm I. mit seinem Tabakskollegium in einem Saal des Berliner Schlosses zu sehen ist.
Die regelmäßigen Zusammenkünfte des Kollegiums wurden nicht nur zum Politisieren genutzt, sondern auch zum (vermutlich nicht zu knappen) Biergenuss und zum Erzählen von Geschichten, wie sie eben nur in reinen Männerrunden kolportiert werden. Zu solch einer ist das Tabakskollegium mit der Zeit geworden; denn die noch zu Zeiten Friedrichs I. dazu

geladenen Damen verspürten offensichtlich wenig Lust, in einem verqualmten Raum zu sitzen und den Reden ihrer Männer zu lauschen. 1737 griff dann noch einmal ein Maler die Szene auf – es handelte sich vermutlich um Georg Lisiewski – und bildete wiederum den Soldatenkönig in seiner Tabaksrunde ab.

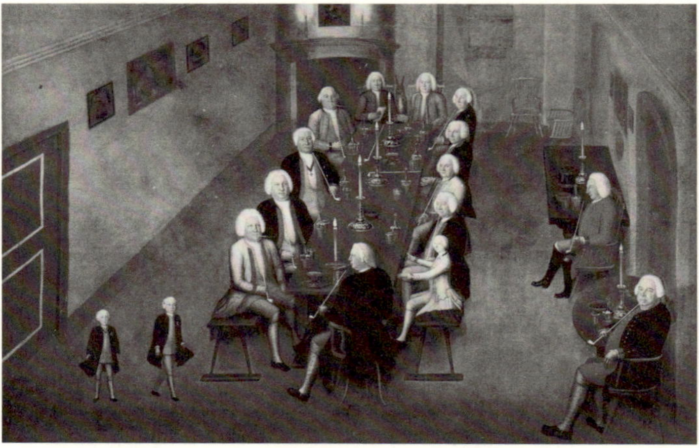

Georg Lisiewski, Das Tabakskollegium, 1737

Man sieht den preußischen Herrscher mit seinen jetzt nur noch zehn Mitrauchern – Generälen, Diplomaten und Gelehrten – in einem ziemlich kahlen Raum sitzen und hinten an der Schmalseite des Eichentischs schaut ein Hase der merkwürdigen Zeremonie zu.

Die Teilnehmer an den Tabakskollegien trafen sich im Übrigen nicht selten täglich – und so müssen die Versammlungen mit Sicherheit auch die Politik des preußischen Hofs mit beeinflusst haben. Treffpunkte waren Räumlichkeiten im Berliner Stadtschloss, in den Potsdamer Schlössern, aber auch im

Schloss von Königs Wusterhausen. Militante Gegner des Rauchens waren bei den Treffen der Tabakfreunde nicht gern gesehen – und so musste der, der am „Tabakskollegium“ teilnehmen wollte, wohl oder übel eine der niederländischen Tonpfeifen stopfen und vor sich hin paffen. Natürlich wird es auch Simulanten gegeben haben, die einfach so taten, als ob sie rauchten. Das Gemälde von Georg Lisiewski sollte im Übrigen das letzte eines preußischen Tabakskollegiums bleiben; denn Friedrich der Große, Sohn und seit 1740 Nachfolger des Soldatenkönigs, löste die Versammlung kurzerhand auf, wies in einer Streitschrift aus dem Jahre 1742 auf die Brandgefahr hin, die das Tabakrauchen mit sich brächte, und frönte hinfort seiner eigenen Sucht, dem Tabakschnupfen (wozu man natürlich auch keine Gesellschaft mehr brauchte). Zu Beginn des Siebenjährigen Kriegs war es ausgerechnet dieses Laster, das ihm das Leben rettete; denn der König, der immer eine Schnupftabakdose in seiner Jacke trug, wäre mit Sicherheit in der Schlacht von Kunersdorf tödlich getroffen worden, wenn nicht die Kugel, die ihm galt, ausgerechnet in seiner Schnupftabakdose stecken geblieben wäre…

An eine dritte Art des Tabakgenusses werden sich sicherlich alle Karl-May-Leser erinnern: In Band 54, in dem es – wie in den vorangegangenen Romanen der Rodriganda-Serie auch – um das Schicksal des tapferen Deutschen Karl Sternau geht, tritt der hagere Trapper Geierschnabel auf, der den lieben langen Tag Tabak kaut und von Zeit zu Zeit einen Strahl der braunen Brühe, die er im Mund hin- und herbewegt, ausspeit, um damit in erster Linie seine Gegner zu erschrecken oder auch zu demütigen. Über die Sitte des Tabakkauens, Tabakrauchens und Tabakschnupfens wurde bereits von den ersten europäischen Seefahrern berichtet, die zusammen mit Christoph Kolumbus die „Neue Welt“ erforschten. Heute weiß man, dass bereits im siebten Jahrhundert im heutigen Mexiko Tabak geraucht wurde. Bereits 1556 tauchten die ersten Tabaksamen in Frankreich auf und kein Geringerer als der französische Gesandte am portugiesischen Hof war es, der als Hobby-Pflanzenzüchter erstmals in Europa begann, Tabakpflanzen zu kultivieren. Der 1530 geborene Gesandte Jean Nicot wurde denn auch zum Namensgeber der Pflanze „Nicotiana tabacum". Nicot glaubte übrigens fest daran, dass man Krebsgeschwüre durch Auflegen von Tabakblättern auf die wuchernden Gewebsbezirke heilen könne. Doch schon wenige Jahre nach dem Tod des Gesandten, im Jahre 1603, begann die Schlacht gegen den Tabak, die im Grunde bis heute anhält: Ausgerechnet ein ganz prominenter Zeitgenosse zog gegen den Tabakmissbrauch zu Felde: Der Thronfolger Jakob I. hatte soeben nach dem Tod Elisabeths I. die Herrschaft in England übernommen, als er ein Traktat verbreitete, in dem er gegen den Tabakkonsum wetterte. Seine Bemühungen blieben aber ebenso erfolglos wie die des Schahs von Persien, der den Befehl erließ, allen Angehörigen der Armee, die beim Rauchen erwischt wurden, Nasen und Lippen abzuschneiden. Vielmehr begann sich nun – gewissermaßen als Gegenreaktion – das Tabakkauen überall dort zu etablieren, wo das Tabakrauchen verboten war, so vor allem auf Schiffen, die viele Jahrhunderte lang ausschließlich aus Holz konstruiert wurden, sodass dort wegen der Brandgefahr in vielen Fällen das Rauchen nicht gestattet werden konnte.

Gleichwohl ist auch heute noch das Rauchen die wichtigste Art des Tabakgenusses und gleichzeitig die problematischste; denn beim Rauchen entstehen – von wenigen Ausnahmen abgesehen – mehr und vielfältigere Schadstoffe als beim Schnupfen oder beim Kauen freigesetzt werden. Es kommt allerdings darauf an, wie der Tabak geraucht wird – in der

Pfeife, als Zigarre oder als Zigarette. Während in früheren Zeiten, als man noch „Zeit hatte", eher die Pfeife bevorzugt wurde, an der man schon einmal eine gute Stunde schmauchen konnte, oder auch die Zigarre, die ebenfalls eine ziemlich lange Brenndauer hat, hat sich seit Beginn der Industriellen Revolution mehr und mehr die Zigarette durchgesetzt, die innerhalb weniger Minuten aufgeraucht werden konnte. Dies war einerseits der immer knapper werdenden Zeit geschuldet, andererseits aber auch dem Versuch der Tabakhersteller, auch die letzten Tabakreste noch gewinnbringend zu veräußern: Auf deutschem Boden entstand nach einigen kleineren Versuchen der fabrikmäßigen Tabakherstellung 1862 in Dresden die erste große Zigarettenfabrik. Wegen der großen Nachfrage wurde bald ein neues Fabrikgebäude nötig und so schuf man um die Wende zum 20. Jahrhundert eine Tabakmanufaktur in Form einer türkischen Moschee (da der Bau herkömmlicher Fabriken im Zentrum der sächsischen Residenzstadt zu jener Zeit verboten war), die noch heute unter dem Namen Yenidze als eines der Wahrzeichen der Elbmetropole gilt.

Doch wenden wir uns nun der Frage zu, welche verschiedenen Substanzen im Tabak und vor allem im Tabakrauch nachgewiesen werden können. Dies hängt in erster Linie von der Sorte ab, aus der die Tabakblätter gewonnen werden und in zweiter Linie von der Frage, ob Pfeife, Zigarre oder Zigarette geraucht werden – was einen direkten Einfluss auf die Brenntemperatur und damit auf die Art der entstehenden chemischen Verbindungen hat.

In den allermeisten Fällen ist das Nikotin mit einem Gewichtsanteil von etwa fünf Prozent der wichtigste, toxikologisch wirksame Inhaltsstoff. Die Aufklärung der Struktur der aus zwei stick- und kohlenstoffhaltigen Ringen gebildeten öligen, wasserlöslichen Flüssigkeit gelang in den 1890er Jahren den beiden deutschen Chemikern Adolf Pinner und Richard Wolffenstein. Erst sehr viel später wurde die biochemische Bedeutung des Nikotins erkannt: Dank seiner Wirkung wird im menschlichen Organismus unter anderem Adrenalin ausgeschüttet, das zur Erhöhung des Blutzuckerspiegels und zum Fettabbau beiträgt und sowohl den Blutdruck als auch den Herzschlag stimuliert. Gleichzeitig steigt in Maßen auch die Konzentrationsfähigkeit, was die Wirkung auf das Gehirn widerspiegelt. Darüber hinaus verringert es den Appetit (weshalb Exraucher häufig an Gewicht zunehmen) und steigert die Produktion von Magensäften und gleichzeitig die Darmtätigkeit.

Was die toxikologischen Eigenschaften des Stoffs anlangt, so gibt es eine gute und eine schlechte Nachricht. Die gute lautet: Nikotin wird im menschlichen Organismus dermaßen schnell um- und abgebaut, dass es sich nicht im Stoffwechsel anreichern kann. Die schlechte Botschaft betrifft die akute Giftwirkung, mit anderen Worten die $LD_{50.}$ Diese beträgt bei der Ratte 50 mg/kg Körpergewicht, liegt jedoch beim Menschen erheblich niedriger: Schon 40 mg Nikotin können den Tod herbeiführen – eine Menge, die von starken Rauchern oder auch Tabakschnupfern leicht an einem halben Tag konsumiert werden kann. Es wird also nicht das gesamte Nikotin vom Organismus aufgenommen – glücklicherweise! So wird auch immer wieder die Frage gestellt, was man denn mit Kindern anstellen solle, die eine Zigarette aufgegessen haben. Die Antwort lautet: Nichts. Zwar enthält die durchschnittliche Zigarette mehr als 10 mg Nikotin, doch gefährlich wird es für das Kind erst nach dem Verzehr von mehr als zwei Zigaretten.

Bleibt die Frage nach dem Suchtpotenzial des Nikotins und danach, warum so viele Raucher, wenn sie sich einmal an den Glimmstängel gewöhnt haben, so schnell nicht wieder aufhören können. Es kommt vor allem auf die Art des Rauchens an. Beim Kauen von Tabak wird das Nikotin deutlich schlechter aufgenommen als beim Inhalieren des Zigarettenrauchs. Hier kommt das Suchtpotenzial in etwa dem des Heroins gleich. Um der Nikotinsucht Einhalt zu gebieten, haben deshalb verschiedene Hersteller Nikotinpflaster auf den Markt gebracht, deren Sinn und Zweck darin besteht, kontinuierlich geringe Mengen über die Haut in den Organismus abzugeben. Dabei enthalten die Pflaster bis zu 50 mg, wobei die stündliche Abgabe aber maximal 2 mg beträgt. Andere Möglichkeiten des Nikotinersatzes bestehen in der Verwendung von Nikotinkaugummis, -lutschtabletten oder sogar Nasensprays. Allen gemeinsam ist, dass der Langzeiteffekt durchaus fragwürdig ist – zumindest sind derzeit keine wirklich aussagekräftigen Studien verfügbar. Deshalb wird immer mehr der Wille, aufzuhören, in den Vordergrund der Diskussion gestellt und der „Schlusspunktmethode" („ab heute höre ich auf") das Wort geredet. Wegen der oben bereits beschriebenen Nicht-Anreicherung des Gifts kann die „Schlusspunktmethode" tatsächlich dazu führen, dass das Nikotin bereits wenige Stunden nach dem Aufhören dauerhaft aus dem Körper verschwunden ist. Was die Entzugserscheinungen angeht, so sind natürlich durchaus Gereiztheit, Unruhe und Anfälle von Depression möglich, doch das gibt sich in der Regel innerhalb weniger Tage.

Dass das Thema „Rauchen" schon seit vielen Jahrzehnten die Gesellschaft der westlichen Industrieländer in zwei häufig unversöhnliche Lager spaltet, liegt aber nicht nur an dem im Tabakrauch enthaltenen Nikotin, sondern an den zahlreichen anderen chemischen Verbindungen, die inzwischen als toxikologisch bedenklich gelten (und vor denen nicht nur die Nichtraucher, sondern die Gesellschaft überhaupt geschützt werden sollte – so werden jedenfalls die an vielen Stellen bestehenden Rauchverbote interpretiert). Mehr als 10.000 Substanzen sind inzwischen im Zigarettenrauch identifiziert worden und die Zahl der Schadstoffe – vor allem im Zigarettenteer – liegt derzeit schon bei mehr als 1.000. Dabei lassen sich die Stoffe ganz grob in zwei Gruppen unterteilen: die gefäßschädigenden (zu denen auch das Nikotin gehört) bzw. reizenden und die krebserzeugenden. Hinzu kommt das Kohlenmonoxid. Entsteht bei 400 Grad noch reines Kohlendioxid, so wird bei einer Temperatur von 1000 Grad ausschließlich Kohlenmonoxid gebildet. In der Zigarette glühen die Inhaltsstoffe bei einer Temperatur von etwa 900 Grad, was bedeutet, dass fast ausschließlich Kohlenmonoxid entsteht. In der Zigarre werden rund 600 Grad gemessen – Kohlenmonoxid und Kohlendioxid werden also in etwa zu gleichen Teilen gebildet – und in der Pfeife herrschen nur noch Temperaturen von etwas mehr als 400 Grad, also entsteht fast nur noch Kohlendioxid. Während Kohlendioxid relativ harmlos (und ein normaler Luftbestandteil) ist, ist Kohlenmonoxid ausgesprochen giftig. Kohlenmonoxid bindet mehr als 300-mal so gut den in den roten Blutkörperchen (Erythrozyten) enthaltenen Blutfarbstoff Hämoglobin – mit der Folge, dass das Hämoglobin nicht mehr für den Sauerstofftransport zur Verfügung steht, der Raucher erstickt. Bei starken Rauchern können bei den Erythrozyten zehn Prozent und mehr mit Kohlenmonoxid beladen sein. Die starke Bindungsfähigkeit des Kohlenmonoxids an das Hämoglobin führt dazu, dass schon relativ geringe Kohlenmonoxidkonzentrationen zu einer hohen Konzentration an Carboxyhämoglobin (die Verbindung zwischen Hämoglobin und Kohlenmonoxid) führen kann.

Weitere Verbindungen, die in nennenswerter Quantität entstehen, sind Blausäure, das Reizgas Ammoniak, einige Stickstoffoxide – die im Verdacht stehen, krebserzeugend zu sein –, das sicher krebserzeugende Benzol, diverse Alkohole wie vor allem Ethanol und Methanol, verschiedene Aldehyde und mehr als 50 verschiedene organische Säuren, unter ihnen die hochtoxischen und krebserzeugenden, aus mehreren Kohlenwasserstoffringen bestehenden und deshalb „vielringig" genannten PAK (polyzyklische Aromatische Kohlenwasserstoffe). Kritisch sind auch die Schwermetalle und die radioaktiven Isotope, die im Tabakrauch deshalb enthalten sind, weil sie von der Tabakpflanze angereichert worden sind: Neben Blei, Quecksilber und Cadmium werden auch Arsen, Antimon, Zink und Kupfer sowie Silber, Chrom und Aluminium im Zigarettenrauch gefunden, ferner die radioaktiven Isotope des Kaliums, des Bleis und die grundsätzlich radioaktiven Elemente Polonium, Radium und Thorium. Natürlich könnte man die Liste der im Tabakrauch enthaltenen Stoffe beliebig verlängern, jedoch sind die Konzentrationen dann oft so niedrig, dass es fraglich ist, ob in jedem Fall noch ein toxikologischer Effekt gesichert werden kann oder nicht.

Die Gesundheitsschäden, die auf das Rauchen zurückgeführt werden, sind mannigfaltig: Uns allen geläufig ist die Bronchitis, die (meist chronische) Entzündung der Luftwege („Raucherhusten"), die Krebsentstehung, die neben den PAK auch auf die im Rauch enthaltenen Schwermetalle zurückgeführt wird, die Schädigung der Gefäße als Folge des reduzierten Sauerstoffangebots. Werden größere oder kleinere Arterien von der Oberfläche her rauer, so können sich dort Ablagerungen von schwer wasserlöslichen Substanzen bilden, was schlussendlich zu Durchblutungsstörungen führt. Insbesondere im Falle der Herzkranzgefäße kann dies zu irreparablen Schäden führen; denn wenn die Gefäße zu eng sind, kann dem Herzmuskel nicht mehr genügend Sauerstoff zugeführt werden und wenn das Sauerstoffangebot aufgrund der Kohlenmonoxidwirkung ohnehin reduziert ist, resultiert mitunter eine Verstopfung der Gefäße, was zum Herzinfarkt (von infarcire = verstopfen) führt.

Im Bereich der Extremitäten ist als Folge der Gefäßverengung im arteriellen Bereich vor allem das „Raucherbein" bekannt: Wegen des beim Gehen immer wieder auftretenden Sauerstoffmangels (der sich durch Schmerzen bemerkbar macht), bleiben die betroffenen Menschen häufig stehen und tun so, als schauten sie in ein Schaufenster (deshalb auch der Begriff „Schaufensterkrankheit"). Dabei gibt es Patienten, deren schmerzfreie Gehstrecke im Laufe der Jahre auf weniger als 100 Meter sinkt.

Anders als beim Aktivrauchen sind die Schäden beim Passivrauchen; das heißt bei denjenigen Personen, die den Nebenstromrauch des Rauchers einatmen müssen. Auch Passivraucher tragen ein erhötes Risiko für Gefäß- und Herzschäden, häufiger treten aber Krebserkrankungen der ableitenden Harnwege auf, während Aktivraucher typischerweise am Bronchialkarzinom (Lungenkrebs) leiden. Dieses wird – ebenso wie der „Raucherhusten" – in seiner Entstehung durch die beim Rauchen freigesetzten Staubpartikel begünstigt. Neben dem Bronchialkarzinom werden auch weitere Krebserkrankungen im Nasen-Rachenraum gehäuft bei Rauchern beobachtet, ebenso bösartige Neubildungen im Mundhöhlen-, Kehlkopf- und Speiseröhrenbereich. Auch Bauchspeicheldrüsenkrebs kann auf das Rauchen zurückgeführt werden.

Am bedenklichsten neben den Schäden bei Erwachsenen ist aber die Beeinträchtigung, die der im Mutterleib heranwachsende Embryo oder Foetus erleidet, wenn die Mutter während der Schwangerschaft raucht. Bereits gegen Mitte des 20. Jahrhunderts gehörte die Tatsache, dass bei den zur Welt gekommenen Kindern rauchender Mütter das Geburtsgewicht reduziert war, ebenso zum gesicherten medizinischen Wissen wie das Risiko einer Fehlgeburt oder Frühgeburt. Auch Erkrankungen der Luftwege scheinen bei diesen Kindern häufiger vorzukommen. Des Weiteren treten mit einer höheren Wahrscheinlichkeit Fehlbildungen der Gliedmaßen und des Kopfes auf, da die Blutversorgung beim Embryo oder Foetus durch das Nikotin und andere im Tabakrauch enthaltene Substanzen vermindert wird. Sind die Kinder von Raucherinnen erst zur Welt gekommen, so sind sie durch den „blauen Dunst" in der Wohnung einem erhöhten Risiko ausgesetzt, an Mittelohrentzündungen und Infektionen zu erkranken. Auch der plötzliche Kindstod wird heutzutage zu einem guten Teil auf das Passivrauchen zurückgeführt.

Dass der Tabakindustrie die Entwicklung hin zu einer – zumindest im öffentlichen Bereich – rauchfreien Gesellschaft alles andere als behagt, dürfte jedem klar sein, der sich mit der Problematik befasst. Während des ersten Jahrzehnts im neuen Jahrtausend ist die Weltproduktion an Tabak mit sieben bis acht Millionen Tonnen auf einer Fläche von vier Millionen Hektar (was der Fläche Niedersachsens entspricht!) in etwa gleich geblieben. Nach wie vor heißen die drei größten Produzenten China (ca. 35 – 40 Prozent), Brasilien (ca. 14 Prozent) und Indien (ca. acht Prozent). In Deutschland ist der Anbau während desselben Zeitraums stark zurückgegangen. Mit 7.000 bis 12.000 Tonnen, die vorwiegend aus Baden, Rheinland-Pfalz, Bayern und Sachsen kommen, spielt das

Land im Weltmaßstab kaum noch eine Rolle. Wie groß die wirtschaftliche Bedeutung der Tabakindustrie ist, sieht man an den Produktions- und Verkaufsziffern der großen Tabakkonzerne. So lag der Umsatz der vier größten Multis – die etwa die Hälfte der weltweit gerauchten Zigaretten herstellen – schon im Jahre 2005 bei mehr als 150 Milliarden US-Dollar. Dagegen stehen die Interessen der Staaten, deren Bewohner durch das Rauchen ihre Gesundheit aufs Spiel setzen. Etwa jeder zehnte Todesfall weltweit ist nach sehr konservativen Schätzungen auf die Folgen des Rauchens zurückzuführen – von den oft chronischen Krankheiten durch Tabakmissbrauch ganz zu schweigen. Besonders schwierig wird die Situation für alle Länder dieser Erde dadurch, dass sie den Tabakkonsum besteuern und damit auch zu den Nutzern des Tabakbooms zählen. Und weil es um so viel Geld geht, hat die Zigarettenindustrie in der Vergangenheit nichts unversucht gelassen, um die Gefahren des Tabakkonsums herunterzuspielen und die gesundheitliche Schäden zu verniedlichen. Dabei wurden Meinungsbildner – vor allem Ärzte – bestochen, wissenschaftliche Publikationen zurückgehalten oder mit Gegenpublikationen willfähriger Lobbyisten „neutralisiert" und alle Mittel der modernen Werbewirtschaft mobilisiert, um nur ja nicht das Ziel einer rauchfreien Welt zu unterstützen, das sich die Weltgesundheitsorganisation auf ihre Fahnen geschrieben hat. Mit Sprüchen wie „Liberté toujours" (Gauloises-Werbung), „Lucky Strike. Sonst nichts", „Ich geh' meilenweit für meine Camel" oder „Wer wird denn gleich in die Luft gehen – greif' lieber zur HB, dann geht alles wie von selbst" wurde und wird immer noch alles getan, um die Konsumenten bei Laune zu halten. Wie der Kampf ausgehen wird, ist im Augenblick offen; denn auch auf anderen Feldern des Wirtschaftslebens geraten Staaten mit ihrer im Idealfall rational begründeten Politik, die natürlich auch Restriktionen mit sich bringt, immer mehr ins Hintertreffen. Die gemütlichen alten Zeiten, in denen der Knaster in der Tonpfeife geraucht wurde (wobei sicher zahlreiche Nebenwirkungen gar nicht auftreten konnten) oder politische Streitigkeiten auf dem amerikanischen Kontinent mit dem Rauchen der „Friedenspfeife“ einer für alle Beteiligten annehmbaren Lösung zugeführt wurden, sind wohl für immer vorbei.

Der Isenheimer Altar, der heute nicht mehr in Isenheim selbst, einem kleinen Dorf im Südelsass, zu besichtigen ist, sondern in der Hauptstadt des französischen Departements „Oberrhein“, zieht jährlich Zigtausende Besucher an; denn der von Matthias Grünewald geschaffene Altar, für dessen Ausgestaltung der Meister fast ein Jahrzehnt brauchte, ist zwar, was den geschnitzten Teil anlangt, der Französischen Revolution zum Opfer gefallen, doch die Bildtafeln sind weiterhin im Unterlindenmuseum in Colmar zu sehen.

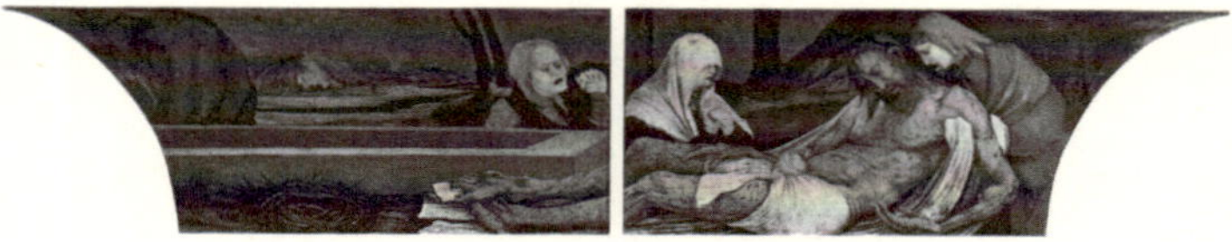

Matthias Grünewald: Isenheimer Altar (Bildausschnitt)

Während der Altar vor allem wegen seiner eindringlichen Schilderung des Todes Jesu in Golgatha beeindruckt, stecken in ihm auch Anspielungen auf das Städtchen Isenheim und den dort beheimateten, ursprünglich in Südfrankreich gegründeten Antoniterorden. Auf der dritten Schauseite des Isenheimer Altars, wo der heilige Antonius zu sehen ist, hat Grünewald auch eine Figur porträtiert, die am Antoniusfeuer (Ergotismus) erkrankt ist und offensichtlich vor lauter Schmerzen nicht mehr weiterweiß. Die Schauseite war jeweils nur an einem Tag im Jahr zu sehen, nämlich am 17. Januar, dem Namenstag des heiligen Antonius. Dieser frühchristliche Mönch aus Mittelägypten bewohnte eine Einsiedelei in der Nähe des Golfs von Suez, wo er immer wieder vom Teufel in Versuchung geführt wurde, der ihn von seinem einsiedlerischen, asketischen Leben abhalten wollte. Beistand erhielt er von seinen Mitbrüdern, die in der Nähe lebten und mit ihm die, später als Antoniusregel bekannte, Gebrauchsanleitung für ein gottgefälliges, asketisches Leben in Armut praktizierten. Seine „Versuchungen" durch den Teufel, die auch als Halluzinationen interpretiert werden können, waren Anlass für die Gründung des nach ihm benannten Ordens in der Nähe von Valence in Südfrankreich, der sich um Menschen mit ebensolchen „Versuchungen" kümmerte, die also am sogenannten „Antoniusfeuer" litten. Diese Krankheit befiel zur Zeit der Ordensgründung im 11. Jahrhundert besonders viele Menschen und wurde natürlich als göttliche Strafe angesehen. Hauptsymptome waren schreckliche Schmerzen und Halluzinationen, das Absterben von Extremitäten sowie Früh- und Fehlgeburten oder aber – als zweite Variante der Krankheit – schmerzhafte Krampfanfälle, bei denen die Extremitäten widernatürliche Stellungen einnahmen, die sich nicht mehr lösen ließen. Der Kirchenhistoriker Adalbert Mischlewski, der sich eingehend mit der Geschichte des Isenheimer Altars auseinandergesetzt hat, erwähnt im Zusammenhang mit der Entstehungsgeschichte des Ordens das Jahr 1089, wo – so ein Zitat des Mönchs – „viele, deren Inneres das Heilige Feuer verzehrte, an ihren zerfressenen Gliedern verfaulten, die schwarz wie Kohle wurden. Sie starben entweder elendig, oder sie setzten ein noch elenderes Leben fort, nachdem die verfaulten Hände und Füße abgetrennt waren".[11]

Der Pflege dieser Menschen widmeten sich die Mitglieder des Antoniterordens – und sie praktizierten damit eine Krankenpflege, die in vielen Fällen die Behandlung aussichtsloser Fälle betraf. Später wurden auch Pestkranke von den Antonitern betreut. In beiden Fällen war der Auslöser der Krankheit über viele Jahrhunderte unbekannt – beim Antoniusfeuer dauerte es bis ins 17. und bei der Pest sogar bis ins späte 19. Jahrhundert, bis der Grund für die Erkrankungen gefunden war. Während es sich bei der Pest um das Bakterium *Yersinia pestis* handelt, das von dem Schweizer Mediziner Alexandre Yersin entdeckt wurde, ist es beim Antoniusfeuer ein schwarzer Pilz, der als Auslöser der Krankheit dingfest gemacht werden konnte. Um 1630 hatte der Leibarzt der Herzöge von Sully als Erster vermutet, dass das Mutterkorn für den Ausbruch der Krankheit verantwortlich sein könnte, doch erst im Jahre 1776 bestätigte eine eigens einberufene Ärztekommission in Paris diese Vermutung.

Unter „Mutterkorn" versteht man heute einen Brandpilz namens *Claviceps purpurea*, der sich in den Fruchtknoten von Süßgräsern, sogenannten Gramineen, parasitär ausbreitet. Zu den Gramineen gehören praktisch alle Getreidesorten, von denen der Roggen am empfindlichsten auf den Pilz reagiert. Dieser „verzehrt" das Gewebe des Fruchtknotens und wächst damit zu einem schwärzlichen, bis zu vier Zentimeter langen und bis zu vier Millimeter breiten Korn heran, das vor allem die chemischen Verbindungen Ergotamin und Ergometrin bildet. Im Mittelalter gab es Zeiten, in denen mehr als zehn Prozent der Roggenernte aus Mutterkorn bestanden. Begünstigende Faktoren waren offensichtlich ein feuchtes Frühjahr und eine darauf folgende Trockenperiode mit hohen Temperaturen im Sommer. Bevor der Antoniterorden gegründet wurde, waren im Zuge einer Mutterkornepidemie nach Angaben von Zeitgenossen in Südeuropa bis zu 40.000 Menschen an den Folgen des Antoniusfeuers gestorben. Sie wurden auf dem Höhepunkt der Seuchen in nicht weniger als 369 Spitälern betreut, die von den Antonitern geführt wurden. Im Jahre 1853 wurde der Lebenszyklus des Mutterkornpilzes *Claviceps purpurea* erstmals vollständig beschrieben, doch es sollte noch bis zum Jahre 1918 dauern, bis erstmals ein Mutterkornalkaloid in Reinform gewonnen werden konnte. Besonders stark in der Mutterkornforschung war der Schweizer Albert Hofmann engagiert, der 1943 das – allerdings halbsynthetische – Lysergsäurediethylamid (LSD) entdeckte.

Man unterscheidet den Ergotismus gangraenosus vom Ergotismus convulsivus. Bei der erstgenannten Spielart der Mutterkornvergiftung kommt es zu einem mehr oder weniger lang dauernden Gefäßkrampf, der das betroffenen Gewebe – etwa die Gliedmaßen – von der Sauerstoffzufuhr abschneidet, was ihr Absterben zur Folge hat. Dass dies äußerst schmerzhaft ist und die Betroffenen in den Wahnsinn treiben kann, liegt auf der Hand. Was den mit Krampfanfällen einhergehenden Ergotismus convulsivus angeht, so weiß man bis heute nicht, wie er entsteht. Hier besteht also nach wie vor Forschungsbedarf.

Da der Gefäßkrampf – oder besser: die kontrollierte Verengung von Gefäßen durch die richtige Dosierung von Mutterkornalkaloiden – in der Medizin ein durchaus erwünschter Effekt sein kann, haben einige dieser Verbindungen inzwischen Karriere als Arzneimittel gemacht. An erster Stelle ist hier das Dihydroergotamin zu nennen, das bei Patienten angewendet wird, die an niedrigem Blutdruck mit „Versacken" von Blut in den Beinen beim Aufstehen (Orthostatische Hypotonie) leiden. Des Weiteren wird das Mittel auch bei Migräneanfällen verschrieben.

Unter Ergometrin und Methylergometrin versteht man zwei Arzneimittel, die das Zusammenziehen der Gebärmutter, d.h. die Uteruskontraktion fördern. Sie werden in der Geburtshilfe verwendet, wenn es gilt, nach dem Durchtritt des kindlichen Kopfes die Geburt zu beschleunigen, die Gefahr von Uterusblutungen zu bannen und die nach der Geburt erfolgende Verkleinerung des Uterus zu fördern.

Zwei weitere Verbindungen, das Bromocriptin und das Cabergolin, werden sowohl bei der Behandlung der Parkinsonschen Krankheit angewendet als auch bei bestimmten Störungen der Fruchtbarkeit.

Natürlich gilt auch bei den Mutterkornalkaloiden das Schlagwort „Keine Wirkung ohne Nebenwirkung". So muss vor allem deshalb vorsichtig und genau dosiert werden, damit die erwünschten Gefäßverengungen nicht – wie zu Zeiten des Antoniusfeuers – zu dauernden Gefäßkrämpfen und zum Absterben von Extremitäten führen. Aus diesem Grunde dürfen Menschen mit Gefäßproblemen – wie beispielsweise Verengungen von Herzkranzgefäßen, die zum Herzinfarkt führen können oder solchen von Hirngefäßen, die einen Schlaganfall auslösen können – nicht mit den beschriebenen Präparaten behandelt werden.

Am bizarrsten in der Geschichte der Mutterkornforschung erscheint aus heutiger Sicht die Geschichte des LSD, die untrennbar mit dem Namen des Schweizer Chemikers Albert Hofmann verbunden ist. Der im Januar 1906 in Baden bei Zürich geborene Hofmann fing 1925 an der Universität Zürich an, Chemie zu studieren und wurde bereits vier Jahre später zum Dr. rer. nat. promoviert. Nach Ende des Studiums war er nicht weniger als 42 Jahre bei der Firma Sandoz in Basel tätig, aus der mittlerweile das Unternehmen Novartis hervorgegangen ist. Hofmann bekam von seinen Vorgesetzten die Aufgabe zugewiesen, die Kreislaufwirkungen von Mutterkornalkaloiden näher zu untersuchen; denn man versprach sich von solchen Experimenten die Entwicklung eines neuen Medikaments gegen den niedrigen Blutdruck. Während er verschiedene Verbindungen isolierte und reinigte, kam ihm die Idee, die Moleküle zu modifizieren, um zu sehen, ob sich die Wirkungen möglicherweise noch steigern ließen. Dabei bastelte er an der Lysergsäure herum, da er festgestellt hatte, dass diese Mutterkornverbindung weder toxikologisch noch pharmakologisch interessant war. Beim 25. Versuch der Herstellung von Amiden der Lysergsäure – Amide sind Verbindungen organischer Säuren mit Ammoniak oder Ammoniakabkömmlingen – produzierte er eine gegenüber Wärme und UV-Strahlen labile Substanz, deren Analyse zeigte, dass es sich um Lysergsäurediethylamid handelte. Er nannte sie zunächst Diethylamid LSD-25. Nachdem er die Verbindungen in größeren Mengen gewonnen hatte, verfütterte er sie 1938 an diverse Versuchstiere, stellte fest, dass die Tiere unruhig wurden, und stellte die Versuche postwendend wieder ein, als er erkannte, dass das LSD aus medizinischer Sicht offenbar ein Muster ohne Wert war.

Fünf Jahre später begann er erneut, LSD herzustellen. Nun wurde ihm die Substanz, deren Wirkungen er eigentlich nicht mehr weiter untersuchen wollte, plötzlich auch deshalb unheimlich, weil er nach der Rückkehr in seine Wohnung Halluzinationen in Form farbiger Visionen hatte, die erst nach mehreren Stunden abklangen. Aus heutiger Sicht kann man vermuten, dass er wohl ohne Absicht etwas LSD aufgenommen hatte. Nach mehrtägiger Überlegung entschied er sich für das, was unter Medizinern damals gang und gäbe war, nämlich einen Selbstversuch zu wagen. Schon Robert Koch hatte die Wirkung des Tuberkulins zunächst an sich selbst ausprobiert (und dabei – wie sich später herausstellen sollte – mächtig überdosiert, sodass er krank wurde) – warum also sollte er, Albert Hofmann, das nicht auch versuchen? Gesagt, getan. Am 19. April 1943 unternahm er einen Selbstversuch, dessen Protokoll man heute im „Handbuch der Rauschdrogen" nachlesen kann:

„16.20 Einnahme der Substanz

17.00 Beginnender Schwindel, Angstgefühl, Sehstörungen, Lähmungen, Lachreiz. Mit Velo [Fahrrad] nach Hause. Von 18 – ca. 20 Uhr schwerste Krise… Die letzten Worte konnte ich nur mit grosser Mühe niederschreiben… Ich konnte nur noch mit grösster Anstrengung verständlich sprechen, und bat meine Laborantin, die über den Selbstversuch informiert war, mich nach Hause zu begleiten. Schon auf dem Heimweg mit dem Fahrrad... nahm mein Zustand bedrohliche Formen an. Alles in meinem Gesichtsfeld schwankte und war verzerrt wie in einem gekrümmten Spiegel. Auch hatte ich das Gefühl, mit dem Fahrrad nicht vom Fleck zu kommen. Indessen sagte mir später meine Assistentin, wir seien sehr schnell gefahren… Meine Umgebung hatte sich nun in beängstigender Weise verwandelt… die vertrauten Gegenstände nahmen groteske, meist bedrohliche Formen an… Die Nachbarsfrau… war nicht mehr Frau R., sondern eine bösartige, heimtückische Hexe mit einer farbigen Fratze".[12]

Hofmann hatte bei seinen Selbstversuchen übrigens mit 0,25 mg (!) experimentiert – aus heutiger Sicht natürlich eine Überdosierung, denn auch hartgesottene Junkies wenden höchsten hundert Mikrogramm an, um einen Rausch auszulösen. Dass LSD in der Folge von allen möglichen Dealern hergestellt wurde und zur beliebtesten Partydroge während der 1960er Jahre wurde, liegt auf der Hand. Drogenapostel wie etwa Ken Kesey („Einer flog übers Kuckusnest") oder Timothy Leary propagierten die Einnahme von LSD als Möglichkeit zum glückseligen Leben. Doch die Wirklichkeit und zunehmende Erfahrungen mit der Droge deuten darauf hin, dass nicht nur Sinnestäuschungen und Wahrnehmungsstörungen neben totalem Realitätsverlust drohen, sondern auch Größenwahn und vor allem Handlungen, wie sie auch während der Mutterkornepidemien beobachtet wurden: Besonders gefährlich war die Tendenz von LSD-Nutzern, aus dem nächstbesten Fenster zu springen, um durch die Luft zu fliegen. Panikattacken, Angstepisoden mit einer Dauer von bis zu einem halben Tag und vor allem der sogenannte Flashback – hierunter versteht man einen nochmals auftretenden Rausch Tage oder sogar Wochen nach der Einnahme von LSD – ließen die Angst vor der Droge immer größer werden, zumal auch schwerste Verkehrsunfälle bei LSD-Nutzern nicht gerade selten waren. Die Möglichkeit des Flashback selbst Wochen nach der letzten Einnahme der Droge hielt viele Junkies davon ab, LSD täglich zu nehmen – mit der Folge, dass es bald als „ziemlich ungeeignet" galt. Einziger „Vorteil" schien die Tatsache zu sein, dass LSD oral eingenommen werden konnte und nicht – wie Heroin – üblicherweise gespritzt wurde. Und noch ein Vorteil kristallisierte sich mit der Zeit heraus. Die bei Drogenkonsumenten übliche Regel „Sucht = Dosissteigerung" schien im Falle des LSD nicht zu gelten – und so wird die Substanz auch heute noch als nicht abhängig machend angesehen.

Neben der teilweise schrecklichen Erfahrungen, die man mit LSD in der Partyszene machte, versuchten natürlich zahlreiche Mediziner, unter ihnen vor allem die Psychiater, der Frage nachzugehen, ob die Substanz nicht bei der Behandlung diverser psychischer Krankheiten, bei der Therapie der Alkoholkrankheit oder auch beim Behandeln von Krebs im Endstadium von Nutzen sein könnte. Auf keinem dieser Felder sind bislang wissenschaftlich reproduzierbare, robuste Ergebnisse in Sicht.

Wer im Übrigen dachte, dass die Mutterkornforschung mit ihren Höhepunkten in den 1920er, 1930er und 1940er

Jahren zu einem endgültigen Ende des „Antoniusfeuers" geführt hätte, der wurde durch ein Ereignis Anfang der 1950er Jahre eines Besseren belehrt: Denn offensichtlich bewahrheitete sich einmal mehr die Weisheit, wonach wissenschaftliche Entdeckungen oft Jahre oder Jahrzehnte brauchen, bis sie sich im Bewusstsein der Öffentlichkeit durchsetzen. Deshalb vermag es aus heutiger Sicht auch nicht zu erstaunen, dass am 13. August 1951 das Antoniusfeuer erneut auftrat: An diesem Montag wurde nämlich in Pont-Saint-Esprit – einem Ort an der Rhone mit heute 10.000 Einwohnern – von einer Bäckerei mutterkornhaltiges Brot verkauft. Zunächst legten diverse Tiere, wie Katzen und Hunde, ein abnormes Verhalten an den Tag und dann begann die Epidemie wie einst im tiefen Mittelalter: Es kam zu Früh- und Fehlgeburten, Menschen sprangen aus dem Fenster, wurden wahnsinnig vor Schmerzen und insgesamt 50 von ihnen mussten schließlich in eine nahe gelegene psychiatrische Klinik eingeliefert werden. 250 Personen wurden ambulant behandelt und am Ende waren sieben Todesfälle zu beklagen. Natürlich setzten sofort Diskussionen um die Ursache ein – und wahlweise wurden quecksilberhaltige Getreidebeizmittel oder auch ein Feldversuch der CIA zur Erprobung von LSD für die Katastrophe verantwortlich gemacht. Vielleicht war aber die Epidemie von Pont-Saint-Esprit auch ein letzter Warnschuss, es mit der Kontrolle von Lebensmitteln etwas genauer zu nehmen, beim Mahlen von Getreide neueste technische Verfahren anzuwenden und vor allem Roggen auf das Vorkommen von Mutterkorn zu untersuchen – mit mikroskopischen, chemischen und biologischen Untersuchungsmethoden.

Und Albert Hofmann? Er forschte weiter im Auftrag der Firma Sandoz, untersuchte psychoaktive Substanzen, ließ sich von seinen Drogen nie mehr – zumindest nicht für längere Zeit – in Versuchung führen, wandte sich scharf gegen die

Ansichten der Drogenapostel à la Timothy Leary und wurde am Ende steinalt. Noch an seinem hundertsten Geburtstag wirkte er frisch und unternehmungslustig – und wenn er ein wenig mehr auf die Gesundheit seiner Herzkranzgefäße geachtet hätte, wäre er vielleicht noch älter geworden. Kurz nach seinem 102. Geburtstag setzte ein akuter Herzinfarkt seinem reichen Forscherleben ein jähes Ende.

Die Geburt der Chemie im 18. Jahrhundert

Wenn man der Frage nachgeht, wann eigentlich die moderne Chemie entstanden ist, wird man immer wieder auf die enge Verbindung dieser „modernen" Wissenschaft mit der Aufklärung in Europa stoßen. 1740 waren in Preußen und Österreich mit Friedrich II. und Maria Theresia neue Monarchen ins Amt gekommen und in Frankreich – und bald auch am Hof des Preußenkönigs – machte François Marie Arouet von sich reden, der unter seinem Künstlernamen „Voltaire" europaweit bekannt wurde. Nach vielen Jahrhunderten unheilvoller Kirchenherrschaft strebte man nun ausdrücklich nach Wissen (statt nach Glauben) und viele Monarchen begannen die Wissenschaften zu fördern – nicht zuletzt auch deshalb, weil sie sich davon wirtschaftliche Vorteile versprachen. Nun wurde plötzlich das Experiment in den Mittelpunkt wissenschaftlicher Überlegungen gestellt, die Trennung von Kirche und Staat und vor allem die Gedankenfreiheit gefordert, die gerade im Kontext der Wissenschaft unentbehrlich ist.

Während der zweiten Hälfte des 18. Jahrhunderts nahm die Entdeckung chemischer und physikalisch-chemischer Zusammenhänge schnell Fahrt auf: 1739 kam der Schwede Jörn Jakob Berzelius zur Welt, der Atomgewichtstabellen der damals bekannten 43 Elemente entwarf; der 1743 geborene Antoine Laurent de Lavoisier erforschte das Prinzip der Oxidation; Joseph Louis Proust, Jahrgang 1754, formulierte das Gesetz der konstanten Proportionen, mit dessen Hilfe erstmals verschiedene chemische Reaktionen erklärt werden konnten; und im Dezember 1778 wurden mit Humphry Davy der Entdecker des Sauerstoffs und mit Joseph Louis Gay-Lussac der Forscher geboren, der als Erster die für die Reaktion von Gasen geltenden Gasgesetze formulierte. Gleichzeitig wurde mit alten Vorstellungen aufgeräumt, die den Fortschritt der Wissenschaft jahrhundertelang behindert hatten, so etwa im Falle der „Phlogiston"-Theorie. Lavoisier konnte bald ebenfalls nachweisen, dass die Masse bei einer chemischen Reaktion erhalten bleibt (später musste man winzige Korrekturen vornehmen; denn man wusste noch nicht, dass Masse auch in Energie umgewandelt werden kann). Das Gesetz der multiplen Proportionen, das von dem 1766 geborenen John Dalton formuliert wurde, bezog sich auf die Beobachtung, dass zwei Elemente oft nicht nur eine bestimmte, sondern mehrere Verbindungen miteinander eingehen. Und der Brite konnte darüber hinaus zeigen, dass die Masseverhältnisse der beiden Elemente, die verschiedene Verbindungen bilden, im Verhältnis kleiner, ganzer Zahlen zueinander stehen – woraus letzten Endes die Atomhypothese von der Existenz kleinster Teilchen entstand. Diese Zusammenhänge sollten auch unmittelbare Auswirkungen auf die Toxikologie haben, die von nun an mit Hilfe neuer Analysemethoden betrieben werden konnte und sich immer mehr zur Brückenwissenschaft zwischen Chemie und Medizin zu entwickeln begann.

Das 1772 erstmals beschriebene Lachgas, die 1782 entdeckte Herstellungsmöglichkeit für Blausäure, das 1831 synthetisierte Chloroform und das 30 Jahre später erstmals identifizierte Metall Thallium sollen stellvertretend für den Fortschritt stehen, den die Epoche der Aufklärung mit sich brachte und der gleichzeitig die Türen für die Erklärung ihrer toxikologischen Eigenschaften öffnete. Als Ergänzung soll das Kapitel „Parathion" zeigen, wie sich die Forschung während der ersten Hälfte des 20. Jahrhunderts weiterentwickelte.

Lachgas – auch heute noch ein nützliches Gift

Die Geschichte des Lachgases gehört sicherlich zu den interessantesten Abschnitten der modernen Naturwissenschaft und Medizin. Sie ist aber gleichzeitig auch eine Geschichte von Neid und Habgier, von wissenschaftlicher Rivalität und menschlichen Tragödien, von medizinischem Fortschritt – der zum ersten Mal Operationen möglich werden ließ, wie wir sie heute kennen – und von menschlichem Versagen – das zu der mit mehr als 500 Toten größten Chemiekatastrophe der deutschen Industriegeschichte geführt hat.

Entdeckt wurde das fast vollständig geruch- und farblose Gas von dem britischen Philosophen, Theologen und Naturwissenschaftler Joseph Priestley (1732–1804), der es 1793 erstmals in Reinform darstellte. Zuvor hatte er schon so wichtige chemische Verbindungen wie das Kohlenmonoxid und das Kohlendioxid identifiziert und vor allem den Ammoniak und den elementaren Sauerstoff. Dass er auch auf anderen Gebieten des praktischen Lebens tätig war, zeigt eine Erfindung, die uns auch heute noch dient; denn er stellte den ersten Radiergummi her. Das später unter dem wissenschaftlichen Namen Distickstoffmonoxid bekannte Lachgas nannte er „phlogisticated nitrous air". Unter „phlogiston" (griechisch: verbrannt) verstand man damals eine – im Übrigen nicht existente – Substanz, die beim Verbrennen entweicht und beim Erwärmen von Stoffen wieder in sie einzudringen im Stande ist. Als man dann Jahre später die Oxidation – nicht nur als Reaktion eines Elements mit Sauerstoff, sondern auch mit anderen Elementen wie Chlor oder Fluor – entdeckte, hatte die „Phlogiston-Theorie" endgültig ausgedient. Priestleys Landsmann Humphry Davy (1778-1829), der wenig später wichtige Eigenschaften des neuen Gases beschrieb, erkannte schon um die Wende zum 19.

Jahrhundert, dass die Substanz offensichtlich, wenn genügend große Mengen eingeatmet wurden, Menschen in einen euphorischen Zustand (bei einigen auch mit einem Wärmegefühl verbunden und in wenigen Fällen mit Halluzinationen einhergehend) versetzen konnte, was schließlich zur Namensgebung („Lachgas") führte. Später erkannte man dann, dass die Substanz aus zwei Atomen Stickstoff und einem Atom Sauerstoff besteht (daher der Name „Distickstoffmonoxid"), wobei die Stickstoffatome direkt aneinander gebunden sind (und nicht voneinander durch den Sauerstoff getrennt sind), was die Explosionseigenschaften erklärt; denn wenn zwei Moleküle mit der „Sauerstoffseite" zusammenstoßen, bilden sich drei neue Moleküle: zweimal Stickstoff und einmal Sauerstoff.

$$N{-}N{-}O + O{-}N{-}N \rightarrow N{-}N + N{-}N + O{-}O$$

Da sich – bei welchem Gas auch immer – in einem vorgegebenen Volumen immer etwa gleich viele Gasteilchen aufhalten (in einem Liter Wasserstoff sind also etwa ebenso viele Teilchen enthalten wie in einem Liter Sauerstoff, einem Liter Stickstoff oder einem Liter Chlor), bedeutet das, dass aus zwei Litern Lachgas zwei Liter Stickstoff und ein Liter Sauerstoff entstehen. Mit anderen Worten: Aus zwei Litern werden drei – und diese Veranderthalbfachung des Volumens bedeutet, dass das Gas explodiert. Erhitzt man Ammoniumnitrat – ein Salz, das aus Ammoniak und Salpetersäure hergestellt wird –, so entstehen Lachgas und Wasser:

$$NH_4NO_3 \rightarrow N_2O + 2\,H_2O$$

Bei dieser Reaktion wird mithin aus einem Feststoff (neben Wasser) ein Gas, nämlich Lachgas, gebildet. Anhand eines einfachen Beispiels können wir nun die Wucht der Explosion berechnen: Wir lassen genau 80 g Ammoniumnitrat durch Erhitzen reagieren. Ammoniumnitrat ist schwerer als Wasser und nimmt deshalb ein Volumen von lediglich 46 Millilitern ein, was in etwa einer halben Tafel Schokolade entspricht. Es entstehen daraus 44 g Lachgas und 36 g Wasser. Die 44 g Lachgas entsprechen nach den Gesetzen der Chemie einem Volumen von 22,4 Litern. Wie wir bereits oben gesehen haben, veranderthalbfacht sich das Volumen, da Lachgas zu Sauerstoff und Stickstoff weiter reagiert. Damit entstehen am Ende aus 46 Millilitern Ammoniumnitrat 33,6 Liter oder 33.600 Milliliter Sauerstoff und Stickstoff, was bedeutet, dass sich das Volumen des Ammoniumnitrats – im wahrsten Sinn des Wortes auf einen Schlag – um das 730-fache vergrößert. Aus einer halben Tafel Schokolade werden also nicht weniger als vier Wassereimer!

Diese – zugegebenermaßen etwas kompliziert wirkenden – Hintergrundinformationen sind wichtig für das Verständnis der katastrophalen Folgen, die aus dem Erhitzen von Ammoniumnitrat resultieren können. Denn das Salz ist wegen seines hohen Stickstoffgehalts ein allgemein gebräuchliches Düngemittel, das, vermischt mit anderen Komponenten (die die Explosionsgefahr mindern können), frei verkäuflich ist. Leider setzt es aber nicht nur explosionsartig Lachgas frei, sondern ist auch hygroskopisch, d.h. es „zieht" Wasser und wird hart wie Stein. Dies war auch der Grund dafür, dass das Stickstoffwerk der BASF, das größte Chemiewerk der Erde, ansässig in Oppau am Rhein (gehört heute zu Ludwigshafen), in den 1920er Jahren versuchte, fest gewordenes Ammoniumnitrat mithilfe kleiner Sprengladungen zu lockern, um es so weiterverarbeiten zu können. Bis dann am 21. September 1921 offensichtlich zu viel Sprengstoff gezündet wurde. Dadurch flog nicht nur die Fabrik samt dem Ort Oppau in die

Luft, sondern die Druckwelle reichte aus, um selbst im 25 km entfernten Heidelberg eine Straßenbahn aus den Schienen springen zu lassen und zahlreiche Dächer abzudecken. In Oppau selbst waren nach der Katastrophe 90 Prozent der Häuser unbewohnbar, insgesamt 7.500 Menschen verloren ihre Bleibe und 561 Tote waren am Ende zu beklagen. Der Krater, der bei der Explosion entstand, maß 90 x 125 Meter und war fast 20 Meter tief.

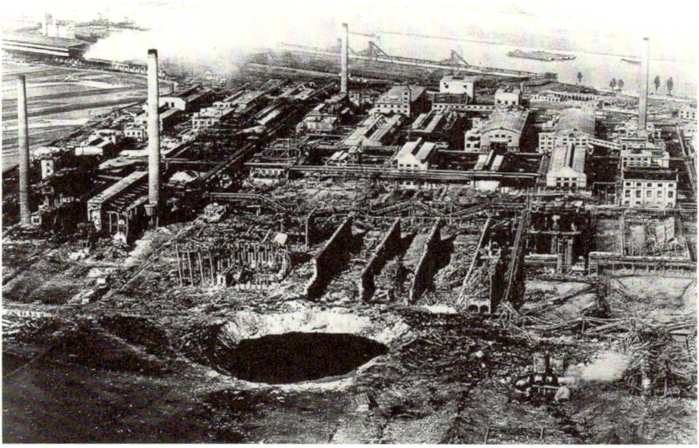

Der Krater nach der Ammoniumnitratexplosion in Oppau

Leider reichten die Erfahrungen, die man in Oppau gemacht hatte, nicht aus, um weitere Katastrophen zu verhindern: So kamen bei einer Ammoniumnitratexplosion im Jahre 1947 im bretonischen Brest 26 Menschen ums Leben, als ein mit dem Salz beladener Frachter in die Luft flog. Im selben Jahr wurde ein ähnlicher Vorfall aus Texas gemeldet, bei dem 581 Opfer zu beklagen waren, mehr noch als in Oppau. Und vermutlich wollte es eine Ironie des Schicksals, dass ausgerechnet genau 80 Jahre nach dem Oppauer Vorfall in Toulouse bei einer ähnlichen Explosion 31 (nach anderen Angaben: 29) Menschen ihr Leben lassen mussten – was genau zehn Tage nach dem Terrorangriff auf das World Trade Center in New York natürlich sogleich Verschwörungstheorien laut werden ließ. Um die Gefahren beim Umgang mit Ammoniumnitrat zu minimieren, mischt man es deshalb heutzutage mit Salzen, die geeignet sind, eine Explosion nach Möglichkeit zu verhindern.

Dass aufgrund der gefährlichen Eigenschaften Ammoniumnitrat auch in der Sprengstoffherstellung eine Rolle spielt, liegt damit auf der Hand. Und dass sich auch Terroristen dieser Substanz bedienen, ist naheliegend: So verwendete der norwegische Massenmörder Anders Behring Breivik im Juli 2011 eine knappe Tonne der brisanten Mischung von Ammoniumnitrat und Dieselöl, um mehrere Gebäude im Osloer Regierungsviertel in die Luft zu sprengen, wodurch acht Personen tödliche Verletzungen erlitten.

Nun aber zurück zu den eigentlichen „Giftwirkungen" des mittlerweile als „Treibhausgas" eingestuften Lachgases und zu seinen segensreichen Anwendungsmöglichkeiten: Bereits der oben erwähnte Chemiker und Dichter Humphry Davy, der das von Priestley entdeckte Lachgas genauer untersuchte, beschrieb bald seine berauschende Wirkung: Noch heute spielt es deshalb in der Drogenszene eine nicht unwichtige Rolle; denn muskuläre Entspannung, eine modifizierte Geräuschwahrnehmung und ein gesteigertes Wohlbefinden (aber kaum das nur selten auftretende anfallartige Lachen, das dem Gas den Namen gab) machen es zu einem beliebten Rauschmittel. Im 19. Jahrhundert zogen zahlreiche Schausteller auf Jahrmärkten mit der Substanz durch Nordamerika – und der Zufall wollte es, dass Horace Wells, ein Zahnarzt aus Hartford/Connecticut, zufällig einer solchen Demonstration der Lachgaswirkung beiwohnte. Dabei schlug sich ein berauschter Mann an einer Holzkante ein Bein auf und begann massiv zu bluten. Wells sah, dass der Mann offenbar sein Schmerzempfinden verloren hatte, denn er zeigte überhaupt keine Reaktion. Dass der Zahnarzt gleich am nächsten Tag anfing, sich mit dem Lachgas zu beschäftigen, war deshalb kein Wunder. Denn schon damals gab es offensichtlich viele Menschen, die aus lauter Angst vor den Schmerzen nie einen Zahnarzt aufsuchten. Dagegen versprach Wells Abhilfe; denn er konnte zeigen, dass eine kurze Lachgasnarkose die Prozedur zum schmerzfreien Erlebnis werden ließ. So kam es schließlich dazu, dass Wells ein Jahr später im Hörsaal des Massachusetts-Krankenhauses seine Methode der breiten Fachöffentlichkeit vorstellen wollte. Als der berühmte Chirurg John Collins Warren seine Vorlesung beendet hatte, bat er das Auditorium noch einmal um Gehör, um Wells vorzustellen und einen Freiwilligen auszumachen, dem möglicherweise ein Zahn gezogen werden musste. Am Ende fand sich ein recht stattlicher Mann. Kurz nachdem der Zahnkranke Lachgas eingeatmet hatte, färbten sich seine Lippen blau und er wurde vollkommen bewusstlos, sodass der Zahnarzt die Zange ansetzen konnte. Gerade als der Zahn gezogen worden war, wachte der Mann jedoch wieder auf, starrte voller Schrecken auf seinen blutigen Zahn und begann laut zu schreien. Damit war die Vorstellung missglückt, Wells war vollkommen diskreditiert und die Lachgasnarkose war zunächst einmal gescheitert. Was der Zahnarzt nicht wissen konnte, war die Tatsache, dass sein Patient Alkoholiker war und dass er vermutlich deshalb für die Narkose eine andere, höhere Dosierung des Gases benötigt hätte. Kurzum: Wells war gescheitert und den Ruhm, die erste öffentliche Narkose der Medizingeschichte durchgeführt zu haben, fiel auf seinen Schüler William Thomas Green Morton, der am 16. Oktober 1846 an gleicher Stelle erfolgreich eine Gasanästhesie vorführte – wobei er allerdings Ether statt Lachgas einsetzte. Horace Wells, der eigentliche Entdecker, experimentierte auch mit anderen Narkosemitteln wie etwa Chloroform und wurde von diesem Lösemittel abhängig. Als er schließlich im Rausch zwei Frauen mit Schwefelsäure attackierte, landete er im Gefängnis und beging dort im Januar 1848 Selbstmord, indem er sich eine Beinarterie öffnete. Sein ehemaliger Freund, Schüler und Widersacher Morton hatte versucht, die sich rasch über den ganzen Erdball ausbreitende Narkosemethode zu Geld zu machen, verstrickte sich aber wegen angeblicher Patentverletzungen am Ende in so viele Rechtsstreitprozesse, dass er völlig verbittert, verarmt und vergessen im Jahre 1868 in New York starb.

Die Methode, die von Horace Wells erstmals angewendet wurde, wird auch heute noch an zahlreichen Krankenhäusern dieser Welt mit Erfolg praktiziert. Da Lachgas in erster Linie schmerzlindernd wirkt, das Bewusstsein aber nicht in demselben Maße ausschaltet wie andere Substanzen, wird es durch Zugabe weiterer Narkosemittel in seiner Wirkung verbessert. Es ist auf jeden Fall wesentlich effektiver als der lange Jahre verwendete (Diethyl)ether, dessen Anwendung Morton propagiert hatte; denn der Nachteil am Ether ist die ausgesprochen heftig verlaufende Erregung, die sich beim Abfluten der Substanz nach Ende der Narkose ergeben kann.

Natürlich wurde in den letzten Jahrzehnten zur Verbesserung der Gasnarkose auch mit anderen Substanzen als Lachgas experimentiert. Lange Zeit schien es so, als sei Halothan das Allheilmittel, bis man mehr oder weniger schwere Nebenwirkungen – von leichten Leberfunktionsstörungen bis hin zum

Absterben von Leberzellen und ganzen Leberbezirken – entdeckte, die es inzwischen als nicht mehr geeignet erscheinen lassen. Lachgas selbst muss natürlich richtig dosiert werden; denn bei einer zu hohen Zufuhr der Substanz drohen wegen des resultierenden Sauerstoffmangels Vergiftungserscheinungen bis hin zur Atemlähmung und zum Tod. Ein wenig berücksichtigter Aspekt der Verwendung von Lachgas bei der Narkose ist die Wirkung der Substanz auf das Auge. So kann Lachgas den Augeninnendruck steigern und vor allem können bei Verletzungen am Auge, die operiert werden müssen, Lachgasbläschen im Auge eingeschlossen werden. Aus diesem Grunde wird empfohlen, bei augeneröffnenden Operationen ganz auf Lachgas zu verzichten. Leider gibt es keine offiziellen Statistiken über die Zahl der unter Verwendung von Lachgas durchgeführten Narkosen. Größere chirurgische Eingriffe mit Anästhesie werden weltweit in einer Größenordnung von mehr als 200 Millionen vorgenommen. Dabei kommt es – ebenfalls größenordnungsmäßig – in etwa einem halben Prozent der Fälle zum Tod des Patienten. Ehrlicherweise muss man aber feststellen, dass unter den genannten Operationen auch viele sein dürften, bei denen man den Eingriff in auswegsloser Lage vornehmen musste und bei denen deshalb das Risiko ohnehin schon übergroß war. Festzustellen ist aber angesichts dieser Daten, dass das OP-Risiko heutzutage deutlich unter dem von vor 50 oder 100 Jahren liegt.

Wichtig bei der Beurteilung von Lachgas ist nicht nur die akute Wirkung (etwa bei einer Operation), sondern es sind auch die chronischen Folgen: Hier können sich eine Schädigung des Knochenmarks und wegen seiner Wirkung auf Nervenzellen auch eine Polyneuropathie, eine Schädigung des gesamten Nervensystems also, entwickeln. Dass deshalb bei jeder Narkose alle technischen Vorkehrungen bis hin zur vollständigen Absaugung überschüssigen Lachgases getroffen werden müssen, versteht sich von selbst; denn letztlich geht es nicht nur um die Patientensicherheit, sondern auch um den arbeitsmedizinischen Aspekt der Narkose, den Schutz des Anästhesiepersonals.

Am besten wäre es vor diesem Hintergrund sicherlich, Edelgase bei der Narkose anzuwenden; denn diese entfalten als natürliche Luftbestandteile bei richtiger Dosierung überhaupt keine Nebenwirkungen, sind aber recht teuer und sollten deshalb nach Beendigung der Operation wieder zurückgewonnen werden (was einen mehr oder weniger gasdichten OP erfordert). Bei einigen Universitätskliniken ist mittlerweile Xenon in Gebrauch, das zu dieser Gruppe von Elementen gehört und bislang in dieser Hinsicht die Erwartungen zu erfüllen scheint. Doch nach wie vor werden neben Lachgas vor allem die fluorhaltigen Wirkstoffe Isofluran, Enfluran, Methoxyfluran und Desfluran sowie Sevofluran verwendet, die allerdings wegen des – ähnlich wie bei Lachgas – möglicherweise verstärkten „Treibhauseffekts" nicht ganz ohne Skepsis betrachtet werden müssen. Apropos Lachgas und Treibhauseffekt: Bekanntlich wird ja derzeit intensiv die Emission von Kohlendioxid erforscht, das einen Teil der auf der Erde abgegebenen Wärmestrahlung absorbiert und so zu einer Aufheizung der Atmosphäre beiträgt. Die Wirkung des Lachgases ist hier noch nicht ausreichend erforscht, vor allem hinsichtlich der Entstehung des Gases. Fest steht, dass das Gas einen 300-mal höheren Effekt auf die Treibhauswirkung ausübt als das Kohlendioxid selbst. Deshalb sollte man die unnötige Freisetzung von Lachgas nach Möglichkeit vermeiden. Ein Beispiel ist die Sahneherstellung, die ich selbst immer noch mit dem Schneebesen vornehme. Bequemer geht es natürlich mit einem Gefäß, in das man eine Gaspatrone einsetzt – und nach mehrmaligem Drücken des entsprechenden Knopfes ist die Sahne fertig aufgeschäumt. Die Gaspatrone enthält allerdings Lachgas – und hier ist die Substanz eben nicht so (lebens)wichtig wie bei der Narkose, sondern nur als unnützes Treibhausgas zu betrachten.

Kann und darf man so etwas eigentlich als „Ironie der Geschichte“ bezeichnen? Kann und darf in diesem Fall die Tatsache, dass Täter und Opfer durch dasselbe Gift zu Tode kommen, überhaupt Anlass zur Diskussion sein? Waren noch Monate zuvor Woche um Woche Zigtausende mit dem Gift ermordet worden, so traf es nun den Organisator des Völkermords selbst: Im Mai 1945 von britischen Soldaten festgenommen, wurde der Unterscharführer der Geheimen Feldpolizei, dessen Papiere auf den Namen Heinrich Hitzinger lauteten, zum Verhör nach Lüneburg gebracht und dort am 23. Mai einer genauen Befragung unterzogen – ein Unterfangen, das am Ende misslang; denn nachdem der gerade einmal 44 Jahre alte vermeintliche Polizist gestanden hatte, in Wahrheit der „Reichsführer SS“ Heinrich Himmler zu sein, biss er auf eine Zyankalikapsel, die er in seinem lückenhaften Gebiss versteckt hatte, und war binnen weniger Minuten tot.

Ähnlich wie Heinrich Himmler kam mit Hermann Göring auch eine zweite prominente Figur aus dem Umfeld von Adolf Hitler zu Tode: Zwar hatte sich der Erbauer der ersten Konzentrationslager nach dem Krieg den US-amerikanischen Truppen ergeben, doch das während der Nürnberger Prozesse verhängte Todesurteil konnte nicht mehr vollstreckt werden; denn der Oberbefehlshaber der Luftwaffe hatte nach dem Schuldspruch ebenfalls eine Zyankalikapsel zerbissen und sich damit für immer seinen irdischen Richtern entzogen.

Beide hatten also Selbstmord mit einem Salz der Blausäure begangen, dem Kaliumcyanid oder Zyankali. Dass sie das Salz und nicht die ihm zugrunde liegende Säure benutzten, liegt an der extrem schweren Handhabbarkeit der bereits bei knapp 26 Grad siedenden Substanz, deren Einsatz als

Mittel zur Vernichtung von Millionen von Menschen vorwiegend zwischen 1942 und 1944 zu einer der größten verbrecherischen Aktionen der Menschheit geführt hatte. 1782 durch Reaktion von gelbem Blutlaugensalz – Kaliumhexacyanidoferrat (II) – und verdünnter Schwefelsäure erstmals von Carl Wilhelm Scheele hergestellt, wurde die Substanz bald danach zur Schädlingsbekämpfung eingesetzt, da man schon Ende des 18. Jahrhunderts ihre enorme Giftigkeit erkannt hatte. Hätte der deutsch-schwedische, aus Stralsund stammende Apotheker gewusst... – So könnte man manche Entdeckungen in der Geschichte der Chemie umschreiben. Scheele hatte aber zunächst nicht gewusst, welch ein Teufelszeug er da synthetisiert hatte – und viel Zeit zum Nachdenken wäre ihm ohnehin nicht geblieben; denn schon 1786 starb der Hochgeehrte, der gerade einmal 44 Jahre alt geworden war. Berühmt wurde er im Übrigen nicht nur durch die Entdeckung der Blausäure, sondern vor allem durch die Etablierung der Gasbestimmung und die dadurch möglich gewordene Isolierung von Stickstoff und Sauerstoff. Und auch die Entdeckung von Elementen wie Molybdän und Barium oder von organischen Säuren wie Harnsäure, Milchsäure, Zitronensäure oder Oxalsäure und nicht zuletzt die Identifizierung von Ammoniak und Glycerin lassen auch heute noch Scheele als einen der wichtigsten Gründungsväter der modernen Chemie erscheinen.

Doch bleiben wir zunächst einmal bei der Blausäure: Ich kann mich noch heute an das unheimliche Gefühl erinnern, das mich während des Chemiestudiums beschlich, als ich im organisch-chemischen Praktikum die Aminosäure Alanin herstellen musste. Die bereits 1850 von dem deutschen Chemiker Adolph Strecker erstmals beschriebene Reaktion eines Aldehydes mit Ammoniak und eben einem Cyanid („Strecker-Synthese“) wird dazu genutzt, Aminosäuren herzustellen, die für die Eiweißbildung wichtig sind: Als ich etwa 30 g Natriumcyanid, das Natriumsalz der Blausäure, einwog, hatte ich von Anfang an den bittermandelähnlichen Geruch in der Nase. Diesen Geruch können viele Menschen – man geht von einem Drittel der Bevölkerung aus – nicht wahrnehmen, wodurch sie im Umgang mit Blausäure einem erhöhten Risiko ausgesetzt sind, denn der „Blausäurekompass" in der Nase schützt davor, das Gift einzuatmen. Noch unheimlicher war mir zumute, als ich die Synthese zu Ende gebracht hatte und vorsichtig probierte, was ich aus dem Gift hergestellt hatte – die essbare und für die Nahrungszusammensetzung wichtige Aminosäure Alanin.

Die Verwendung der Blausäure beschränkt sich aber nicht nur auf die Bildung von Aminosäuren und damit auf die Produktion von Nährstoffen für Tiere; denn sowohl in der Kunststoffproduktion als auch bei der Gewinnung von Gold und nicht zuletzt bei der Synthese von Pflanzenschutzmitteln wird die Säure gebraucht. Und auch heute noch bekämpft man allerlei Ungeziefer, so beispielsweise die in Getreidesilos wütenden Ratten und Mäuse mithilfe von Blausäure. Ob die in geringen Mengen in zahlreichen Pflanzen, insbesondere in den Kernen von Steinobst enthaltene Blausäure während der Evolution „erfunden" wurde, um die Träger der Erbinformation vor gierigen Nagetieren zu schützen, muss dahingestellt bleiben. Im Übrigen ist Blausäure nicht nur in Kirsch-, Pfirsich- oder Aprikosen- und vor allem in Mandelkernen enthalten, sondern auch in diversen tropischen Bohnensorten, in der Süßkartoffel und sogar im Leinsamen – und auch im Tabakrauch.

Damit schien es nur eine Frage der Zeit zu sein, bis man sich die toxische Eigenschaft der Blausäure auch bei der Vernichtung von Menschen zunutze machen würde: Nachdem im

Ersten Weltkrieg schon eine Reihe von Giften zur Bekämpfung der jeweiligen Feinde erprobt worden war, setzte man per Blasangriff ab 1916 auch Blausäuregas ein. Allerdings hatte die französische Armee, die das Gas erstmals anwendete, offensichtlich die Filter der deutschen Gasmasken unterschätzt, die das Gift zuverlässig neutralisierten. Deshalb drehte sich die Spirale der Giftgasproduktion und -anwendung bis 1918 immer weiter und es kamen immer fürchterlichere Kampfstoffe zum Einsatz – zuletzt trotz Ächtung derartiger Gifte beispielsweise bei der Tötung von Kurden im Irak des Saddam Hussein kurz vor der Jahrtausendwende.

Dass Blausäure und ihre Salze seit der Entdeckung vor mehr als 225 Jahren immer wieder als „Mordgift" oder als Hilfsmittel zum Selbstmord eingesetzt wurden, versteht sich ebenso von selbst wie seine Bedeutung in der belletristischen Literatur oder im Krimibereich. Die subtilste Schilderung stammt hier ohne Zweifel vom Stockholmer Schriftsteller Hjalmar Söderberg, der seinen „Doktor Glas" darüber nachdenken lässt, wie er einer seiner Patientinnen helfen kann, dem tyrannischen Ehemann zu entkommen. Die junge Frau wendet sich Hilfe suchend an ihren Hausarzt, weil sie sich in ihrer Ehe mit einem wesentlich älteren Pastor immer wieder vergewaltigt fühlt. Pikant wird die ganze Affäre deshalb, weil auch der Gottesmann Patient des Doktor Glas ist. Schließlich verfällt der toxikologisch bewanderte Doktor der Idee, den Pastor mit Hilfe einer Zyankalikapsel umzubringen – was ihm am Ende auch gelingt, ohne dass der Mord aufgefallen wäre, da das Opfer schon lange an einer zunehmenden Herzschwäche gelitten hatte. Das konservative schwedische Publikum reagierte im Übrigen auf den 1905 erschienenen Roman mit Abscheu; denn offensichtlich hatte es der Autor bestens verstanden, den Mord als Hilfeleistung in aussichtsloser Lage zu legitimieren. Neben privaten Schwierigkeiten war dieser Aufschrei der Stockholmer Bevölkerung sicher ein wichtiger Grund für den Autor, der schwedischen Hauptstadt schon ein Jahr nach dem Erscheinen des Buchs den Rücken zu kehren und sich in Kopenhagen niederzulassen.

Einer der scheußlichsten Selbstmorde durch Zyankali wurde am 18. November 1978 verübt, als der US-amerikanische Gründer der Sekte „Peoples Temple", Jim Jones, seine Anhänger in Jonestown, Guyana, zur massenhaften Einnahme von Zyankali aufforderte. Über das Leben in der 16 Quadratkilometer großen Niederlassung der Sektenanhänger hatten schon seit Längerem wilde Gerüchte die Runde gemacht: Deshalb fuhr Leo Ryan, ein US-Kongressabgeordneter nach Guyana, um das Wirken des Sektengründers zu untersuchen. Am Ende wurde er ebenso ermordet wie drei Reporter, die ihn begleitet hatten. Wenig später befahl Jones seinen Anhängern einen Massenselbstmord, wobei mindestens 900 Menschen, darunter gut ein Viertel Kinder, durch die Wirkung von Zyankali zu Tode kamen. Da man viele Sektenanhänger mit vorgehaltener Waffe gezwungen hatte, den Gifttrank zu sich zu nehmen, gab es auch eine Reihe von zum Teil tödlichen Schussverletzungen.

Zur fürchterlichsten Art der Blausäureanwendung kam es aber ohne Zweifel in den nazideutschen Konzentrationslagern. Um die Blausäure in der Handhabung und somit für den Handel sicher zu machen, wurde viel experimentiert; im Umgang mit der Substanz mussten dabei zwei Dinge beachtet werden: die bereits beschriebene Flüchtigkeit und die hohe Entzündlichkeit. Kurz nach dem Ende des Ersten Weltkriegs war eine Methode zum Patent angemeldet worden, die darin bestand, Blausäure an Kieselgur anzulagern. Einer der wichtigsten Produzenten war ab Mitte der 1930er Jahre eine Tochtergesellschaft der Degussa und der (nach Ende des Zweiten Weltkriegs zerschlagenen) IG Farben. Insgesamt wurden mehrere Tausend Tonnen produziert – bis die Produktionsstätten 1944 zunächst teilweise und Anfang 1945 vollständig durch Bombenangriffe der Alliierten zerstört wurden. Die Anlagerung an Kieselgur wurde bald durch die Bindung an Zellstoff ersetzt, was einen Verkauf in Pelletform ermöglichte. Meistens wurde dem unter dem Namen „Zyklon B" vertriebenen Gift als „Warnmittel" Chlor zugesetzt, um Unfälle zu vermeiden. Auch heute noch ist die Zyklonproduktion in vollem Gange – allerdings unter anderem Namen; denn die Bezeichnung „Zyklon" dürfte ein für allemal diskreditiert sein. Wie „effizient" das Gift war, das übrigens nur bei Warmblütern so verheerend wirkt, zeigen die Berechnungen, die anlässlich diverser Kriegsverbrecherprozesse angestellt wurden: Pro Kilo – so die Gutachter – könne man mit der Tötung von etwa 250 Menschen rechnen.

Und damit wären wir bei den toxikologischen Eigenschaften der Blausäure angelangt, deren wissenschaftlicher Name eigentlich „Cyanwasserstoff" lautet – mit der chemischen Formel HCN. Die bei Zimmertemperatur gerade noch flüssige Säure ist dabei farblos, riecht – wie schon erwähnt – für die meisten Menschen nach bitteren Mandeln und ist mit Wasser in jedem Verhältnis mischbar. Im Durchschnitt wirkt eine Menge von ca. 1,5 mg/kg Körpergewicht tödlich – mit anderen Worten: Ein etwa 70 kg schwerer Mensch kommt bei Einnahme einer Menge von etwa 100 mg zu Tode. Besonders tückisch ist die Blausäure deshalb, weil auch die Inhalation sowie das Eindringen in die Haut zur Vergiftung führen können. Der Mechanismus der Vergiftung ist vom Prinzip her dem durch Kohlenmonoxid ähnlich: Während bei der Kohlenmonoxidvergiftung die Anlagerung von Sauerstoff an den roten Blutfarbstoff blockiert und damit die Atmung gehemmt wird, sorgt Blausäure durch die Bindung an ein Enzym der Atmungskette für die Ausschaltung der Sauerstoffverwertung. Da der Sauerstoff im Blut nicht weiterverarbeitet werden kann, bleibt er am roten Farbstoff Hämoglobin gebunden und führt zu einer hellroten Hautfärbung; denn das venöse Blut, das durch die eher oberflächlich liegenden Gefäße fließt, ist dann nicht mehr – wie gewöhnlich – sauerstoffarm, also blau, sondern sauerstoffreich, also rot. Bei den Opfern einer Blausäurevergiftung treten Kopfschmerz, Schwindel und Beschleunigung der Atmung – bis zur Hyperventilation – ein. Nur wenn sofort ein Gegengift verabreicht wird, das zur Eisenoxidation und über diesen Weg zur Bildung eines Hämoglobin-Abkömmlings, nämlich des Methämoglobins führt, können geladene Blausäureteilchen abgefangen und damit unschädlich gemacht werden.

Während des Zweiten Weltkriegs wurde Zyklon B im Übrigen auch als Entwesungsmittel eingesetzt, um der Läuseplage in den Konzentrationslagern Herr zu werden; denn Kleiderläuse galten als wichtigster Überträger von Fleckfieberbakterien, die für teilweise flächendeckende Seuchen im Osten Europas verantwortlich waren.

Dass trotz der düsteren Erfahrungen mit der Shoah Blausäuregas in den USA noch bis zur Jahrtausendwende regelmäßig zur Ausführung der Todesstrafe angewendet wurde, zeigt, wie unsensibel in einigen Teilen der Welt mit dem Thema „Blausäure“ umgegangen wird.

Die akute Vergiftung mit Blausäure, deren Folgen sich schon nach wenigen Sekunden zeigen, und derjenigen mit Zyankali, das zunächst im Magen in Blausäure umgewandelt wird und deshalb erst nach mehreren Minuten wirksam wird, ist wegen ihrer lebensbedrohenden Wirkung so wichtig, dass darüber die Problematik der schleichenden, chronischen Vergiftung häufig vergessen wird. Doch auch diese Art der Intoxikation spielt durchaus eine Rolle. Etwa durch den Genuss blausäurehaltiger Nahrungsmittel oder auch bei der Tätigkeit im chemischen Labor, wenn es sich um Personen handelt, die den Geruch der Blausäure nicht wahrnehmen können. Hier stehen vor allem uncharakteristische Krankheitserscheinungen wie Kopfschmerzen, Konzentrationsschwäche und Müdigkeit im Vordergrund. Bekannt wurden aber auch Erkrankungen der Schilddrüse.

Um einem Blausäurevergifteten das Leben zu retten, muss ihm Schwefel in Form einer chemischen Verbindung verabreicht werden. Durch das auch aus der Fotografie bekannte „Fixiersalz" Natriumthiosulfat können Cyanide in ungefährliche Thiocyanate umgewandelt werden. Auf diese Art und Weise kann es gelingen, dem Organismus das Gift innerhalb weniger Stunden komplett zu entziehen. Eine andere Möglichkeit ist die Gabe von Hydroxycobalamin, einer komplexen organischen Verbindung, das unter der Einwirkung von Blausäure bzw. Cyaniden in das natürliche Vitamin B 12 umgewandelt wird. Wichtig ist in jedem Falle eine schnelle Behandlung, denn bereits nach wenigen Minuten kann es für eine Rettung zu spät sein.

Dass der 7. April 1853, ein ganz gewöhnlicher Donnerstag, in der Geschichte der Gifte einmal ein ganz besonderer Tag werden würde, wussten, als er anbrach, nur drei Einwohner der Stadt London: Die englische Königin Victoria, seit 1837 Herrscherin über ein Weltreich auf dem Höhepunkt ihrer politischen Bedeutung, ihr Ehemann (Cousin) Albert von Sachsen-Coburg und Gotha sowie der Arzt John Snow, der sieben Jahre zuvor erstmals als einer der Pioniere der Ethernarkose bekannt geworden war. Snows Untersuchungen zur Wirkungsweise und zu den Anwendungsmöglichkeiten der Anästhesie hatten offensichtlich auch Victoria und den Prinzgemahl, in dem viele Briten den eigentlichen König und Premierminister des Vereinigten Königreichs sahen, beeindruckt. So beschloss man bei der anstehenden Geburt im Buckingham Palace auf das neuartige Chloroform zu setzen, um eine schmerzfreie Niederkunft ermöglichen zu können. Dass man nun auch bei Hofe das noch längst nicht etablierte Verfahren anwenden wollte, lag vor allem daran, dass die Königin aus (damaliger) gynäkologischer Sicht nicht mehr die Jüngste war – schließlich war sie schon 34 Jahre alt – und überdies zwischen 1840 und 1850 bereits sieben Kindern das Leben geschenkt hatte – unter ihnen auch Vicky, der späteren Mutter Wilhelm II.

Im Herbst 1847 war eher zufällig die den Schmerz ausschaltende Wirkung des Chloroforms entdeckt worden, als der schottische Gynäkologe und Geburtshelfer James Young Simpson im Kreise seiner Kollegen Keith und Duncan wieder einmal dabei war, nach neuen Methoden der Schmerzbekämpfung zu suchen.

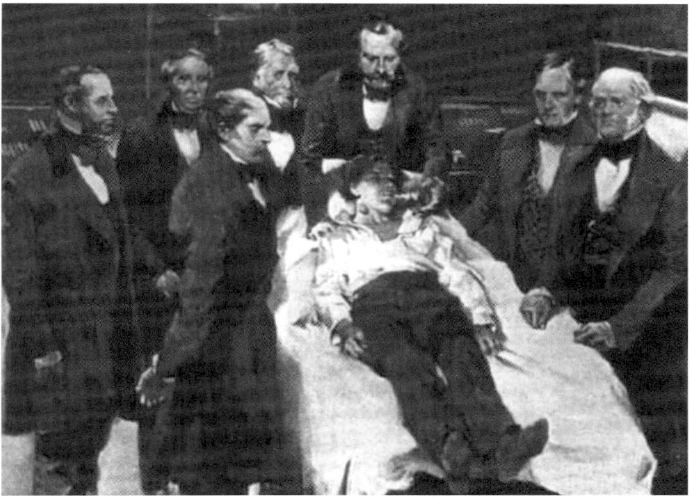

Die Narkose – zeitgenössische Darstellung aus dem 19. Jahrhundert

Simpson hatte während der vorangegangenen Monate eine Reihe von Gasen und Dämpfen hinsichtlich ihrer betäubenden Wirkung untersucht – unter ihnen natürlich auch den „Äther" oder „Schwefeläther" genannten Diethylether – und dabei überwiegend schlechte Erfahrungen gemacht. Nun also atmeten der Geburtshelfer und seine abendlichen Gäste im Haus Nummer 52 der Edinburgher Queen Street das 1831 von Justus von Liebig und unabhängig davon in Frankreich von Eugène Soubeiran erstmals hergestellte, süßlich riechende Chloroform – mit der korrekten Bezeichnung Trichlormethan ($CHCl_3$) – ein. Wenig später hörte die Ehefrau im Nachbarraum ein Poltern und fand, als sie herbeieilte, die Teilnehmer des Experiments auf dem Boden liegend vor, wo sie, offensichtlich vom Stuhl gefallen, ganz friedlich vor sich hin schnarchten. Bereits eine Woche nach dieser denkwürdigen Zusammenkunft und einem erneuten Narkoseversuch bei seiner eigenen Nichte publizierte Simpson ein Traktat über die narkotische und schmerzbetäubende Wirkung des Chloroforms, das ihn schlagartig berühmt machte. Im Vergleich zu allen anderen Verfahren brachte der Einsatz von Chloroform, wie Simpson berichtete, eine schnelle Wirkung mit sich und darüber hinaus war die Anwendung denkbar einfach; denn man musste lediglich ein Taschentuch mit ein paar Tropfen der Flüssigkeit tränken, das Ganze einatmen und schon war die Narkose perfekt. Und noch einen weiteren Vorteil hatte Chloroform gegenüber seinem Hauptkonkurrenten Diethylether: Es war nicht brennbar und deshalb sicherheitstechnisch völlig ungefährlich.

Natürlich polterten nicht wenige Geistliche und polemisierten gegen das von Simpson propagierte Narkosemittel, als sie von seinem Einsatz in der Geburtshilfe Kenntnis nahmen; denn schließlich habe Jesus bereits im Johannesevangelium Stellung genommen. In Kapitel 16, Vers 21 ist – hier in der Übertragung durch Martin Luther – zu lesen: „Ejn Weib wenn sie gebirt so hat sie trawrigkeit" – mulier cum parit tristitiam habet – was von manchen Übersetzern sehr frei mit den Worten: „Wenn eine Frau ein Kind bekommt, macht sie bei der Geburt Schweres durch" übersetzt wird. Wie dem auch sei: Simpson wurde von vielen seiner männlichen Zeitgenossen kritisiert – bis zu jenem 7. April 1853, als Queen Victoria mit Prinz Leopold niederkam. Die erste völlig schmerzfreie und komplikationslose Geburt in der Geschichte der Medizin. Prinz Leopold wurde übrigens nicht nur im Hinblick auf die Umstände seiner Geburt ein prominenter „Fall" in der Medizin, sondern auch wegen seines Erbguts; denn er litt, wie man bald feststellte, an der Hämophilie, der „Bluterkrankheit", der er auch im noch jugendlichen Alter von 31 Jahren in der Folge eines Sturzes mit einer Knieverletzung erlag. So konnte er nicht einmal mehr die Geburt seines Sohnes erleben, dessen Enkel Carl Gustav heute König von Schweden ist.

Aber zurück zum Chloroform und seiner Anwendung als Anästhesiemittel und Medikament zur Geburtserleichterung: Natürlich wurde die Flüssigkeit auch am 18. April 1857 wieder eingesetzt, als Victoria ihre neunte und letzte Geburt erlebte: Prinzessin Beatrice kam ebenfalls mit Hilfe des Chloroforms zur Welt. Ihr Urenkel Juan Carlos ist heute König von Spanien. Im Übrigen war auch Beatrice Überträgerin der Bluterkrankheit.

Mit den beiden erfolgreichen Demonstrationen der sanften Geburt durch Chloroform – seit Victorias Zeiten wurde die Methode deshalb „narcose à la reine" genannt – hätte nun eigentlich für die Substanz ein goldenes Zeitalter anbrechen sollen. Dass dennoch genau das Gegenteil geschah, lag daran, dass die Eigenschaften des Chloroforms in der Folge immer eingehender untersucht und genaue Statistiken über den Verlauf der entsprechenden Narkosen geführt wurden. Genau ein halbes Jahrhundert nach Queen Victorias erster „Chloroform-Geburt" hieß es in Meyers Lexikon: „Am häufigsten dient es aber als anästhetisches Mittel, indem man vor chirurgischen Operationen die Dämpfe einatmen lässt" – so weit, so gut. Dann aber folgt die Warnung: „Hierbei kann es töten durch Lähmung des Herzens, der Atmung, auch durch Verfettung der Organe, besonders des Herzens".[13]

Zehn Jahre zuvor hatte man nämlich die erste Untersuchung zur Chloroformnarkose an anästhesierten Patienten vorgenommen und dabei festgestellt, dass neun von 50.000 Menschen starben. Die zur gleichen Zeit von Horace Wells untersuchte Ethernarkose hatte keine Todesfälle zur Folge, war aber, wie bereits erläutert wurde, in der Handhabung wesentlich umständlicher. Dem Chloroform gegenüber war man nun skeptisch eingestellt und schränkte seine Anwendung mehr und mehr ein, bis es 1912 im Vereinigten Königreich schließlich als Narkosemittel verboten wurde. Im Übrigen musste John Snow die Jahrzehnte des Chloroform-Niedergangs nicht mehr miterleben; denn er war bereits 1858 – im Alter von nur 43 Jahren – und damit 16 Monate nach der zweiten Narkose bei Queen Victoria – an einem Schlaganfall gestorben. Bei der Obduktion stellte sich heraus, dass offenbar seine inneren Organe, vor allem aber die Nieren, aufgrund seiner zahlreichen Selbstversuche mit den verschiedensten Narkosemitteln schwer geschädigt waren. Auch das Erscheinen seines berühmten Standardwerks „On Chloroform and Other Anaesthetics, and Their Action and Administration" („Über Chloroform und andere Anästhetika, ihre Wirkungsweise und Verabreichung") 1858, in dem er über den Mechanismus der Wirkung von Narkosemitteln und die Art und Möglichkeiten der Verabreichung berichtete, erlebte er nicht mehr.

Dass die von ihm propagierte Substanz weiterhin als (Sucht fördernde s) Rauschmittel beliebt war, lag unter anderem daran, dass das als Lösemittel fast unentbehrliche Chloroform überall auf der Erde unproblematisch zu beschaffen war. In Deutschland sollte es übrigens noch 65 Jahre dauern, bis Chloroform – 130 Jahre nach Simpsons erster Veröffentlichung über das Narkosemittel – als Anästhesiesubstanz verboten wurde. Ebenfalls verboten wurde 1977 seine Verwendung als Pflanzenschutzmittel.

Heute weiß man, dass die Substanz in Gegenwart von Sauerstoff und Licht dazu neigt, Chlorwasserstoff und Phosgen zu bilden, was man allerdings durch Aufbewahrung in braunen Flaschen und durch Zugabe von einem Prozent Alkohol weitestgehend vermeiden kann. Chlorwasserstoff, in wässriger Lösung als Salzsäure bezeichnet, ist dabei wesentlich weniger problematisch als Phosgen ($COCl_2$), das als schweres Lungengift schon für eine Reihe tödlicher Chemieunfällen verantwortlich war. Außerdem kann Chloroform die Reizschwelle des Herzens für Katecholamine herabsetzen. Das bekannteste Katecholamin, das Adrenalin, das im Nebennierenmark gebildet wird und unter anderem als „Stresshormon" den Blutdruck und die Herzschlagfrequenz (den „Puls") steigert, kann wiederum die Neigung zu Herzrhythmusstörungen fördern. Eine Reihe von tödlichen Narkosezwischenfällen mit Chloroform führt man wegen der höheren Empfindlichkeit der Herzmuskulatur auf die „bahnende" Wirkung für die Katecholamine zurück - was zur Folge hat, dass es während und nach der Narkose zu tödlichen, nicht mehr beherrschbaren Herzrhythmusstörungen kommen kann.

Im Rahmen von Tierversuchen an Ratten wurde inzwischen eine LD_{50} von 300 (bis maximal 700) mg/kg Körpergewicht festgestellt: Mit anderen Worten: Von 100 Ratten mit einem Gewicht von jeweils 1 kg, denen 300 mg Chloroform verabreicht werden, sterben 50. Was den Menschen anlangt, so wird die durch Atemlähmung tödliche Menge Chloroform bei einmaliger Aufnahme über den Mund bzw. den Magen auf zehn Milliliter geschätzt.

Problematisch ist Chloroform nicht nur im Hinblick auf akute, plötzlich eintretende Todesfälle, sondern auch bei lang andauernder Einwirkung; denn es kann sich in der Leber, im Nervensystem und im Fettgewebe anreichern. Die Symptome, über die Menschen berichten, bei denen eine lang andauernde Chloroformeinwirkung bestanden hat, sind dabei recht vieldeutig: Sie reichen von Magen-Darm-Beschwerden über zunehmende Müdigkeit bis zum chronisch niedrigen Blutdruck und zur Verminderung der Herzleistung: Am Ende wird schon bei geringer körperlicher Belastung über zunehmende Atemnot sowie über störende Herzrhythmusstörungen geklagt. Dabei fällt die Diagnose oft sehr schwer, denn nur bei sehr hohen Chloroformdosen riecht der Atem süßlich.

Die Behandlung einer chronischen Chloroformvergiftung ist schwierig: Natürlich müssen alle anderen Stoffe, die Leber, Herz und Hirn schädigen können, gemieden werden, denn eine spezifische Therapie ist bis heute nicht bekannt. Nach wie vor ist unklar, ob die Substanz auch krebserregend ist, das heißt, ob die Ergebnisse diverser Tierversuche, die diese Wirkung nahelegen, auch auf den Menschen übertragen werden können oder nicht. Vermutlich sind Krebserkrankungen beim Menschen durch Chloroform aber eher untypisch. Bei einer akuten Chloroformvergiftung muss, wenn es zum Atemstillstand gekommen ist, natürlich sofort mit Wiederbelebungsmaßnahmen begonnen werden. Bei Haut- oder Augenkontakt hilft in aller Regel die gründliche Spülung mit Wasser.

Mehr als 180 Jahre nach der erstmaligen Herstellung des Chloroforms durch Einwirkung von Chlor auf Methan ist es um die Substanz ziemlich ruhig geworden. Noch immer spielt sie als Lösemittel in der chemischen und pharmazeutischen Industrie eine ganz große Rolle, doch die Erinnerung an ihre steile Karriere als Narkosemittel verblasst langsam, aber sicher. War noch vor 50 Jahren der Begriff „Chloroformieren“ als Synonym für „Narkose“ in der Bevölkerung weit verbreitet, so kann heute kaum noch jemand etwas mit dem Wort anfangen. Andere Anästhesieverfahren haben den Stoff erfolgreich verdrängt – übrigens genauso wie den Ether, bei dem sich nach und nach herausstellte, dass besonders die Aufwachphase kritisch war; denn nicht wenige Ethernarkotisierte wurden hyperaktiv und aggressiv, was bei frisch genähten Operationsnarben ein nicht unerhebliches Risiko darstellen kann. So setzt sich derzeit glücklicherweise mehr und mehr die Erkenntnis durch, dass man nicht bei jedem chirurgischen Eingriff gleich eine Vollnarkose benötigt – anders also als während der Jahrzehnte, als Königin Victoria von London aus ein Reich regierte, das ein gutes Drittel der damaligen Weltbevölkerung umfasste.

Die Vorlesungszeit des Wintersemesters 1983 neigte sich dem Ende zu, und in den Studentenbuden der alten Universitätsstadt Würzburg wurde, trotz der zahlreichen Faschingsveranstaltungen, eifrig gebüffelt; denn im März sollten wieder die schriftlichen Prüfungen stattfinden. Als die angehenden Mediziner aus dem Anatomiehörsaal strömten, fanden sie vor dem Eingang eine Reihe von Orangensaftflaschen vor, die eigentlich dort nichts zu suchen hatten. Eine Notiz mit den Worten: „Liebe Kommilitonen! Das sind die Reste unserer Faschingsfeier. Großherzig, wie wir sind, spenden wir die unseren Erstsemestern“ lud die Studenten zum Verzehr ein. Niemand hätte dieser Begebenheit mehr Aufmerksamkeit geschenkt, hätten nicht nach dem Ende der „fröhlichen“ Tage einige der Studenten – ingesamt zwölf – sukzessiv zunächst niedergelassene Ärzte aufgesucht und wären am Ende in der Universitätsklinik gelandet: Sie alle klagten über ihr miserables Allgemeinbefinden, Herzrhythmus- und Sehstörungen, über Durchfall auf der einen und Verstopfung auf der anderen Seite, einige sogar über überhöhte Schmerzwahrnehmung.

Noch während Internisten und Neurologen vergeblich nach der Ursache der vieldeutigen Symptome suchten, bekamen sie den entscheidenden Hinweis eines Studenten. Denn der plötzlich bei ihm einsetzende Haarausfall kam ihm merkwürdig vor. Haarausfall ist das typische Zeichen einer akuten Thalliumvergiftung. In den Lehrbüchern findet man den Hinweis, dass der Haarausfall am 13. Tag nach der Einnahme des Metalls oder eines seiner Salze in genügend großer Menge einsetzt. Wenig später ergab die Haaranalyse bei den Betroffenen tatsächlich den Befund einer Thalliumvergiftung.

Für zehn Studenten blieb der Fall ohne langfristige Folgen (wenngleich die Heilung viele Monate dauerte), doch bei einem Kommilitonen war eine Reihe von Nerven unwiederbringlich geschädigt. In einem weiteren Fall kam auf einen hochrangigen Vertreter der Universität die unangenehme Pflicht zu, am Grab eines Jungmediziners, der vor nicht allzu langer Zeit Vater geworden war, eine Trauerrede zu halten.

Dass das vor 150 Jahren gleichzeitig in Frankreich und in England entdeckte Element aus der Reihe der Erdmetalle so leicht in den Körper gelangen kann, liegt zum einen daran, dass seine Verbindungen geruch- und geschmacklos sind. Zum anderen sind Thallium-Kationen positiv geladene Metallteilchen – in etwa genauso groß wie die lebenswichtigen Kaliumionen –, die für die Aufrechterhaltung der elektrischen Leitfähigkeit im Organismus (und damit unter anderem für einen regelmäßigen Herzrhythmus) zuständig sind. Die so erklärbare Verwechslung von Kalium- und Thalliumionen im Stoffwechsel führt am Ende dazu, dass sich das Gift vor allem in der Leber und in der Niere sowie auch im Dickdarm ausbreiten und festsetzen kann. Besonders viel thalliumhaltiges Material findet sich in Haaren und Nägeln. Nur durch rasche Einnahme von Eisenhexacyanoferrat, einer Verbindung, die auch unter dem Namen „Berliner Blau" bekannt ist, kann man die Folgen der Vergiftung in Grenzen halten. Die komplexe Substanz ist in der Lage, Thallium zu binden und für eine umgehende Ausscheidung zu sorgen. Nur wenn man Grund zu der Annahme hat, dass es sich bei einer unbekannten Verbindung um eine thalliumhaltige Substanz handelt, ist der Nachweis einfach; denn die intensive grüne Flammenfärbung ist ein eindeutiges Indiz.

Dass Thalliumsalze – in der Regel das Thalliumsulfat – wegen ihrer Eigenschaften als Ratten- und Mäusegift verwendet werden, dürfte niemanden verwundern. Doch dass das Metall auch noch andere nutzbringende Eigenschaften aufweist, ist weniger bekannt. So wird das gut schneidbare, silbrig glänzende Schwermetall beim Bau von Fotozellen verwendet und gelangt auch bei der Herstellung hochwertiger bruchfester Gläser zusammen mit Arsen oder Selen zur Anwendung. Auch bei einigen Hauterkrankungen wird es zur Behandlung eingesetzt – wobei allerdings die therapeutische „Breite" ungeheuer „schmal" ist: Von der richtigen Dosierung zur Überdosierung ist der Weg nicht weit – und so ist man vor allem von der Verwendung bei übermäßiger Behaarung endgültig abgekommen. Die tödliche Dosis ist – je nach Körpergewicht – mit in der Regel weniger als einem Gramm sehr gering und so ist es für einen Giftmischer leider relativ unproblematisch, seinem abscheulichen Tun mit Hilfe von Thallium bzw. Thalliumverbindungen nachzugehen.

Die Würzburger Affäre des Jahres 1983 geriet im Übrigen noch einmal in die Schlagzeilen, als 2009 in Landshut ein Mediziner vor den Kadi musste, der unter dem Namen „Doktor Tod" einschlägig bekannt war. Der bereits 1986 wegen Mordes Verurteilte und 2003 wegen guter Führung Entlassene wurde von zwei Frauen mit dem Würzburger Anschlag in Verbindung gebracht. Doch die eingeleiteten Untersuchungen verliefen schließlich im Sande, sodass man leider davon ausgehen muss, dass der Würzburger Mörder – wenn er denn nicht gestorben ist – immer noch unter uns weilt.

Parathion oder der Fall E 605

Als der in der Nähe von Braunschweig aufgewachsene und in der Welfenstadt zur Schule gegangene Chemiker Gerhard Schrader 1944 bei der IG Farben das „Pflanzenschutzmittel" Parathion entwickelte, konnte er nicht ahnen, dass die Frau, die durch das Gift traurige Berühmtheit erlangen sollte, 200 km weiter südlich gerade dabei war, den Mann zu heiraten, der als erstes Mordopfer der Substanz in die Geschichte der Chemie eingehen sollte: Christa Ambros, eine leichtlebige 22-Jährige, die bereits eine Bewährungsstrafe wegen Diebstahls in ihrem Vorstrafenregister stehen hatte, ehelichte, während Schrader die genauen Eigenschaften der von ihm entwickelten Substanz untersuchte, den Sohn eines Fliesenlegers, der schon bald damit begann, seine junge Frau zu schlagen. Dass die junge Christa Lehmann nicht gerade ein Kind von Traurigkeit war, zeigten die zahlreichen Affären mit US-amerikanischen Besatzungssoldaten, die den magenkranken Ehemann vor lauter Verzweiflung über die Seitensprünge seiner Frau in die Alkoholsucht trieben. Dass Karl Franz Lehmann acht Jahre später unter schmerzhaften Krämpfen starb, wurde schließlich auch mit seinem exzessiven Alkoholkonsum und seiner Magenkrankheit erklärt – und so wurde er am Ende beerdigt, ohne dass man den Gründen für den plötzlichen Tod etwas eingehender nachgegangen wäre. Auch als ein Jahr später der Schwiegervater tot vom Fahrrad fiel, wunderte sich niemand, denn schließlich hatte sich der Fliesenleger bei jeder nur möglichen Gelegenheit mit seiner Schwiegertochter gestritten – und auf den ständigen Ärger mit dem Flittchen, das sich nach wie vor mit den Vertretern der Besatzungsmacht zu amüsieren pflegte, führte der Arzt, der den Totenschein ausstellte, Herrn Lehmanns plötzliches Ableben zurück.

Erstmals hellhörig wurde man jedoch, als sich Anfang 1954 ein weiterer Vorfall ereignete: Gewissermaßen als Versöhnungsspeise hatte Christa Lehmann zu einem Treffen mit ihrer ebenfalls den Verführungskünsten der Amerikaner nicht abholden Freundin und deren Mutter, die die lockeren Sitten der jungen Damen zutiefst missbilligte, einige mit Likör gefüllte Pralinen mitgebracht. Während die Süßigkeiten vernascht wurden, legte die Mutter ihre Praline in den Küchenschrank, um sie irgendwann später zu genießen. Dies rettete ihr das Leben, denn als ihre Tochter das süße Teilchen fand, biss sie ab – und versuchte die Praline sogleich wieder auszuspucken, denn der widerliche Geschmack war offenbar kaum zu ertragen. Während sich der Hund die Pralinenhälfte vom Boden schnappte, begann sein Frauchen über Sehstörungen zu klagen, verlor das Gleichgewicht und legte sich schließlich mit äußerst heftigen Magen- und Darmkrämpfen ins Bett. Der herbeigerufene Arzt konnte schließlich nur noch den Tod der jungen Frau feststellen – und den des Hundes ebenfalls, der auf dem Fußboden lag und alle Viere von sich streckte.

Natürlich schöpfte der Mediziner Verdacht und meldete den Fall der Polizei, die die Leiche ins rechtsmedizinische Institut der Universität Mainz bringen ließ, wo man lange vergeblich nach der Todesursache suchte. Keiner der Tests auf die einschlägigen Mordgifte wie etwa Strychnin oder auch Blausäure führten zu einem Ergebnis. Erst die Idee des dortigen Forensikers Kurt Wagner, auch Pflanzenschutzmittel in die Suche nach dem Gift mit einzubeziehen, brachte den Durchbruch: Als tödliche Substanz wurde Parathion – schon damals unter dem Namen E 605 bekannt – identifiziert und natürlich wurden auch der tote Ehemann und sein vom Fahrrad gefallener Vater exhumiert – mit dem Erfolg, dass auch bei den beiden

Männern eine Überdosis Parathion als Todesursache festgestellt werden konnte.

Dass gerade in Deutschland so intensiv auf dem Gebiet der Pflanzenschutzmittel geforscht und dabei das Parathion synthetisiert werden konnte, lag vor allem am Ergebnis des Ersten Weltkriegs. Insbesondere im Osten waren große, landwirtschaftlich genutzte Gebiete verloren gegangen und so musste man in der Folge auf eine Verbesserung der landwirtschaftlichen Erträge hinarbeiten, um die Verluste zu kompensieren. Außerdem mussten noch in den 1930er Jahren Pflanzenschutzmittel aus dem Ausland importiert werden, was für das notorisch devisenklamme Deutsche Reich eine enorme finanzielle Belastung bedeutete.

Der bereits genannte junge Chemiker Gerhard Schrader, der noch nicht lange zuvor promoviert worden war, begann 1928 mit seiner Karriere im Chemieunternehmen Bayer. Die traditionsreiche Wuppertaler bzw. Elberfelder Fabrik war gerade dabei, der IG Farben beizutreten, in der vor allem die Chemieunternehmen Hoechst und BASF die wichtigste Rolle spielten. Zunächst betätigte sich Schrader auf Anweisung seiner Vorgesetzten in der Farbstoffforschung, bis die Pflanzenschutzmittelforschung bei Bayer zu einer der Hauptentwicklungsrichtungen wurde. Im Jahre 1936 war der junge Forscher nahe daran, die „Kocherei" im Labor aufzugeben, denn die jahrelange Beschäftigung mit den organischen Phosphorverbindungen, die als Pflanzenschutzmittel dienen sollten, hatte keine greifbaren Resultate gezeitigt. Während er noch sinnend vor seinen Apparaturen im Labor stand und an die Organisation der bevorstehenden Weihnachtsfeier dachte, begann sich plötzlich die Welt um ihn zu drehen und er musste sich zunächst hinsetzen und dann hinlegen, weil er auf einmal Sehstörungen bekam. Sofort brachte man ihn ins nächstgelegene Krankenhaus, um dort nach den Ursachen für die offensichtliche Vergiftung zu suchen. Schließlich wurde eine gerade erst entdeckte Substanz mit dem komplizierten Namen Dimethylphosphoramido-cyanidsäureethylester, die bei einer der vielen chemischen Reaktionen im Schrader'schen Labor entstanden war, als Grund für die Intoxikation identifiziert. Es handelte sich um eine Flüssigkeit, die bei etwa 250 Grad zerfällt. Der Einfachheit halber wurde sie nach der endgültigen Bestätigung der Entdeckung Anfang 1937 als „Tabun" bezeichnet. Im Hinblick auf seine offensichtliche Eignung als chemischer Kampfstoff wurde die Substanz beim Gewerbehygienischen Institut in Wuppertal-Elberfeld angemeldet und wenig später schaltete sich ein Hauptmann von Sicherer vom Heereswaffenamt ein, um die Weiterentwicklung der Verbindung für das Heer zu reklamieren. Von diesem Zeitpunkt an konnte Gerhard Schrader keinen Einfluss mehr auf das weitere Geschehen nehmen – aus heutiger Sicht würde man sagen: Zum Glück.

Bereits ein Jahr später wurde der fleißige Chemiker wieder fündig. Erneut hat er an dem Phosphorestermolekül herumgebastelt und dieses Mal noch das Element Fluor in seine Verbindung eingebaut. Die neue Substanz „Methylfluorphosphonsäure-isopropylester" hatte eine deutlich stärkere Wirkung zur Folge – und auch dieses Mal wurde der Stoff vom Militär auf seine Verwendbarkeit als Kampfgas geprüft. Unterdessen forschte Schrader weiter und konnte 1942 erneut einen großen Durchbruch melden, als er erstmals einen neuartigen Pyrophosphorsäure-tetraethylester synthetisierte. Der Stoff ist für den Menschen kaum gefährlich, dafür umso mehr für eine Reihe von Schädlingen. Doch den endgültigen Durchbruch erzielte er 1944 mit dem Parathion, das unter dem weltbekannten Namen E 605 jahrzehntelang den Markt beherrschen sollte. Dimethylnitrophenylthiophosphorsäureester lautet der wissenschaftliche Name der Substanz, die in Reinstform praktisch geruch-, farb- und geschmacklos ist, aber stechend nach Knoblauch riecht. E 605 blockiert im Körper die Acetylcholinesterase, ein Enzym, das in der Lage ist, Acetylcholin zu spalten, den Stoff also, der im autonomen Nervensystem immer dann ausgeschüttet wird, wenn es gilt, Nervenreize beispielsweise von der Nervenzelle zur Muskelzelle weiterzuleiten. Solange Acetylcholin vorhanden ist, werden also die von den Nervenzellen abhängigen Körperteile erregt – und wenn das Enzym, das für ein Ende der Erregung sorgt, blockiert ist, kann die Erregung nicht mehr gestoppt werden. Damit kommt es zu übermäßiger Speichelabsonderung, zum ungehemmten Tränenfluss, zu Muskelzuckungen, Schweißausbruch, Erbrechen, Durchfall und schließlich zu Krämpfen und lebensbedrohlichen Herzrhythmusstörungen. Die LD_{50} liegt bei 3 mg/kg Körpergewicht. Im Klartext heißt das, dass von 100 Menschen mit einem Körpergewicht von durchschnittlich 80 kg, die mit 80 x 3 mg vergiftet wurden (also mit 240 mg), die Hälfte stirbt. Einziges effektives Gegenmittel, das sich zum Glück in jedem Notarztkoffer befindet, ist das aus der Tollkirsche gewonnene Atropin, das im Nervensystem an denselben Kontaktpunkten angreift wie das Acetylcholin – mit dem Unterschied, dass es keine Erregung hervorruft. Dadurch, dass man einem mit Parathion Vergifteten mehrere kleinere Dosen Atropin verabreicht, kann die Lebensgefahr gebannt werden.

Die Tatsache, dass Parathion nicht nur für Warmblütler, sondern vor allem für eine Reihe von Insekten äußerst giftig ist, erklärt seinen Siegeszug um die ganze Welt von den 1950er Jahren an. Während also Schädlinge unschädlich gemacht werden können, bleiben die Pflanzen, die mit Hilfe von Parathion geschützt werden sollen, intakt; denn auf den pflanzlichen Organismus hat das Gift keinerlei Einfluss.

Ein halbes Jahrhundert lang ließ Parathion das Geld in den Kassen der Chemiekonzerne klingeln – bevor die Europäische Kommission im Jahre 2001 alle parathionhaltigen Pflanzenschutzmittel verbot. Ab 2012 hat die Firma Bayer auch die Produktion solcher Substanzen für den nichteuropäischen Markt eingestellt. Grund für die Entscheidung war u.a. die enorme Giftigkeit für den Menschen auf der einen und die Entwicklung effizienterer und für Menschen weniger gefährlicher Ersatzstoffe auf der anderen Seite. Dabei war auch Gerhard Schrader, der nach dem Krieg zwei Jahre lang interniert gewesen war, wieder an vorderster Front tätig: 1952 kam ein weiterer Phosphorsäureester, das Systox, auf den Markt, dessen Eigenschaft, in die Pflanze einzudringen, es wesentlich besser handhabbar machte als das Parathion. Zudem war seine Giftigkeit für den Menschen etwas geringer. Ein großer Erfolg für die Substanz war die tödliche Wirkung auf den in Japan wütenden Reisstängelbohrer, der regelmäßig für die Vernichtung der Reisernten und damit des für die Bevölkerung wichtigen Grundnahrungsmittels verantwortlich war. 1954 folgte ein weiter modifizierter Stoff, das Metasystox, das nochmals weniger humantoxisch war und erfolgreich zur Bekämpfung des Baumwoll-Kapselkäfers eingesetzt werden konnte. In der Stadt Enterprise im US-Bundesstaat Alabama findet sich ein Denkmal zu Ehren dieses Käfers, der bis zu 50 Prozent der Baumwollernte vernichten konnte, wenn man ihm nicht mithilfe von Insektiziden zu Leibe rückte. Die Einwohner Alabamas wählten aber nicht diese Strategie, sondern begannen ganz einfach andere Feldfrüchte anzubauen – Erdnüsse zum Beispiel. Da diese ihnen weit höhere Gewinne brachten als zuvor die Baumwolle, waren sie dem Käfer sogar für sein unheilvolles Wirken dankbar.

Als Schrader 1967 in Pension ging – mittlerweile waren in seiner Arbeitsgruppe weitere Pflanzenschutzmittel wie Diptesex, Gusathion und Folidol entwickelt worden –, begann der „Unruhestand“ mit der Synthese immer neuer Substanzen und einer Reihe weiterer Patentanmeldungen. Leider musste der alt gediente Chemiker aber auch miterleben, wie die von ihm vermutlich rein zufällig entdeckten Giftgase in kriegerischen Auseinandersetzungen – beispielsweise im Nahen Osten – eine Rolle spielten, weswegen er vor allem von der DDR aus scharf angegriffen wurde. Von der Problematik wird im Übrigen noch im Zusammenhang mit der Schilderung der Kampfgasentwicklung die Rede sein. Was das Parathion angeht, so spielte es noch eine ganze Weile eine Rolle als Pflanzenschutzmittel und auch als Gift; denn vermutlich befinden sich noch heute in zahlreichen Kleingartenanlagen ausreichende Vorräte. Sicherlich darf man gespannt sein, welche Substanz sich als Nächstes in die Reihe der „Modegifte“ hinter Arsenik, Thallium und Parathion einordnen wird.

Arzneimittel als Gifte

Sic transit gloria – so vergeht der Ruhm. Besonders in der Arzneimittelbranche haben es immer wieder einige Substanzen zu Weltruhm gebracht – um wenig später entweder wegen neu entdeckter Nebenwirkungen, wegen Wirkungslosigkeit oder wegen der Entwicklung wirksamerer Verbindungen in der Versenkung zu verschwinden oder aber sogar als Rauschgift oder Gift gebrandmarkt zu werden. Man muss nur einen Blick auf die Werbung der heute noch weltberühmten Firma Bayer in der ersten Hälfte des 20. Jahrhunderts werfen, um dieses Phänomen verstehen zu können. So wurde vor allem für drei Medikamente des Unternehmens geworben, nämlich für Aspirin, Lycetol und Heroin. Lycetol, mit dem man versuchte, den Harnsäurespiegel im Blut zu senken und damit Gichtanfälle zu vermeiden, wird heutzutage nicht mehr verordnet, weil zwar die Harnsäureauflösung im Reagenzglas immer tadellos gelang, die Nierensteine bildende Säure aber im menschlichen Körper nur in sehr unzureichendem Maße auf die Lycetolgabe reagierte. Außerdem gibt es heutzutage bessere Mittel, die im Handel sind. Ein ganz anderes Schicksal ist dem Heroin beschieden gewesen: Seine Bedeutung als hustenstillendes Mittel ist zwar nach wie vor unstreitig, sein Suchtpotenzial aber hat am Ende dazu geführt, dass der Vertrieb schlichtweg verboten wurde. Nur das Aspirin ist übrig geblieben – und hat sogar im Lauf der Jahre noch an Bedeutung gewonnen. Denn das ursprünglich nur als schmerzstillendes und fiebersenkendes Mittel propagierte und vermarktete Produkt wird mittlerweile auch zur Verhinderung der Blutgerinnselbildung eingesetzt und hat deshalb seinen festen

Platz bei der Vorbeugung von Schlaganfällen und Herzinfarkten. Sogar die Verhinderung von diversen Krebsarten durch Aspirin wird mittlerweile ernsthaft diskutiert.

Ähnlich wie Lycetol und Heroin ist es auch anderen Produkten der Pharmaindustrie ergangen; denn heute erinnert sich sicher kaum noch jemand daran, dass früher auch Kokain als effektives Mittel gegen Zahnschmerzen angepriesen wurde oder Cannabis als das wirkungsvollste Schmerzmittel galt – bis eben das Aspirin entwickelt wurde.

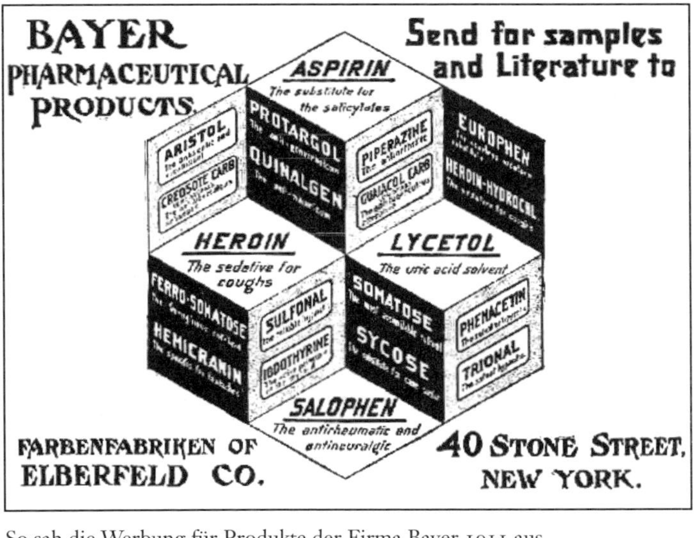

So sah die Werbung für Produkte der Firma Bayer 1911 aus

An dieser Stelle sollen aber nicht alle Arzneimittel behandelt werden, die wegen ihrer Giftwirkung inzwischen aus dem Verkehr gezogen wurden, sondern beispielhaft nur drei Substanzen, deren Namen einst in aller Munde waren. Neben dem Heroin, das auch heute noch weltbekannt ist – nicht als Arzneimittel, sondern als Droge, deren Anbau und Vertrieb ganze Regionen der Erde unregierbar zu machen droht –, sollen das Phenacetin – einstmals ein mindestens ebenso berühmtes Schmerzmittel – und das Thalidomid – noch in den 1950er Jahren als wirkungsvolles Schlafmittel unter dem Namen „Contergan“ hoch geschätzt – näher beleuchtet werden.

Heroin – vom Schmerzmittel zum Rauschgift

Heroin, das „heldenhafte" Medikament, dürfte das erste neuzeitliche Präparat gewesen sein, das mithilfe aggressiver Methoden in den Pharmamarkt gedrückt wurde, um alsbald allergrößte (finanzielle) Erfolge zu feiern, am Ende ebenso spektakulär unterzugehen und schließlich in der Illegalität zu landen, wo es heute noch von großer Bedeutung ist. Die Zahl der Herointoten dürfte mittlerweile in die Hunderttausende – wenn nicht gar in die Millionen – gehen und von denen, die überlebt haben, leiden nicht wenige an chronischen Venenentzündungen, Thrombosen oder mit Hepatitis B oder C an einer Krankheit, die am Ende qualvoll mit der Diagnose „Leberkrebs" enden könnte.

Ausgangspunkt für die Herstellung der Substanz waren Überlegungen, dem Morphin die Sucht fördernden Eigenschaften zu nehmen, ohne die Schmerz stillenden zu mindern. Dass bei diesem Unterfangen die Kunst der Chemie gefragt war, versteht sich von selbst. Der Versuch, das Kohlenstoff-Stickstoff-Gerüst des Morphins künstlich zu modifizieren, gelang zuerst dem Engländer Charles Robert Alder Wright. Er ließ Morphin mit Essigsäureanhydrid, d.h. Essigsäure, der ein Wassermolekül entzogen worden war, reagieren, wobei Diacetylmorphin entstand. Warum die Entdeckung des Briten lange unbeachtet geblieben ist, lässt sich heute nicht mehr rekonstruieren. Bekannt ist nur, dass man im Tal der Wupper, wo Friedrich Bayer und Johann Friedrich Weskott 1863 im Barmer Stadtteil Heckinghausen das Unternehmen Bayer et comp. gegründet hatten, bald auf die Entwicklung aufmerksam wurde. Mittlerweile war der Firmensitz nach Elberfeld verlegt worden, weil es hier bessere Expansionsmöglichkeiten gab (und wo die Pharmasparte der Firma Bayer auch heute noch ihre Produktionsanlagen betreibt). 1896 griff Bayer zu und ließ das Verfahren patentieren, das dann noch durch den firmeneigenen Chemiker Felix Hoffmann verifiziert und „nachgekocht“ worden war. Bereits 1898 fing man mit der Produktion im industriellen Maßstab an. Bei der Bewerbung des Medikaments, die gleichzeitig in zwölf Sprachen erfolgte, konzentrierte man sich auf die Schmerzen stillenden und die Husten lindernden Eigenschaften. Später bewarb man auch die Indikationen „Bluthochdruck“, „Geburtseinleitung“, „Narkoseeinleitung“ und pries die Substanz vor allem als „nicht süchtig machendes“ Arzneimittel an – im Gegensatz zu Opium und Morphin. Was die Nebenwirkungen anlangte, so wurden lediglich ein geminderter sexueller Trieb und eine leichtgradige Verstopfung erwähnt.

Es dauerte gerade einmal sechs Jahre, bis erste Hinweise auf die Suchterzeugung laut wurden und einige Ärzte, die Erfahrungen mit dem Medikament gesammelt hatten, auf ein ähnliche Suchtpotenzial wie beim Morphin hinwiesen. Dass dies nicht schon viel früher geschehen war, lag vermutlich daran, dass Heroin zu dieser Zeit – im Gegensatz zum Morphium – nicht gespritzt, sondern in Form von Tabletten eingenommen wurde. Außerdem vermochte die Werbeabteilung der Firma Bayer durch immer größere Werbekampagnen die kritischen Stimmen zu unterdrücken, was immerhin ein paar Jahre erfolgreich gelang.

Erst als etwa zwölf Jahre nach der Markteinführung besonders in den USA Erfahrungen mit gespritztem Heroin bekannt wurden, aus denen zu schließen war, dass das Suchtpotenzial enorm war – viele Morphinisten waren inzwischen auf Heroin ausgewichen, da dies offensichtlich wesentlich nebenwirkungsärmer war als das klassische Morphium –, begann man auch politisch, Nägel mit Köpfen zu machen. Im niederländischen Den Haag wurde die Erste Internationale Opiumkonferenz einberufen, deren Beschlüsse zunächst nur von wenigen Ländern ratifiziert wurden, jedoch nach dem Ende des Ersten Weltkriegs mitsamt dem Friedensvertrag von Versailles Gesetzeskraft in fast allen Ländern der Erde erlangten. Im Rahmen einer Nachfolgekonferenz im Jahre 1925 wurden die zu verbietenden Substanzen explizit genannt – und da unter ihnen auch das Heroin war, schien das Schicksal des Bayer-Präparats endgültig besiegelt. Dennoch wurde in den Produktionsanlagen weiterhin Heroin hergestellt – bis der politische Druck 1931 so groß wurde, dass Bayer die Herstellung nach genau 33 Jahren wieder aufgeben musste. Mit dem Aspirin blieb der Firma aber ein weltbekanntes Präparat, das auch heute noch zu den meistverkauften Medikamenten der Erde gehört. Wer aber gedacht hätte, dass damit das Schicksal des Heroins in Deutschland besiegelt gewesen wäre, der irrt; denn der Heroinhandel wurde noch bis 1958 weitergeführt und das offizielle Verbot erfolgte erst im Frühjahr 1971. Heute ist die medizinische Verwendung von Heroin wieder gestattet – allerdings unter erheblichen Auflagen und bei einer sehr begrenzten Zahl von medizinischen Indikationen.

Wie unsinnig – im Nachhinein betrachtet – die Bewerbung von Heroin als im Gegensatz zu Morphin nicht süchtig machendes Präparat war, wird deutlich, wenn man sich das weitere Schicksal der Substanz im Organismus vor Augen hält. Heroin wird nämlich innerhalb kürzester Zeit durch Abspaltung erst eines Essigsäuremoleküls zu Monoacetylmorphin, dann durch Abspaltung eines weiteren Essigsäuremoleküls in Morphin umgewandelt.

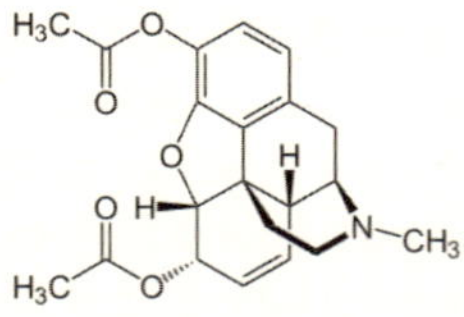

Heroin

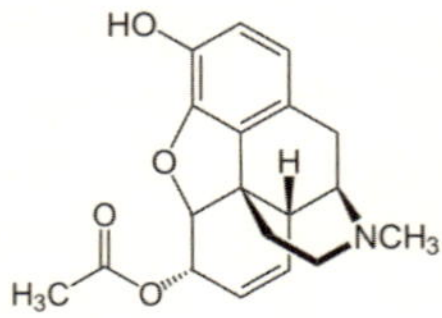

Monoacetylmorphin

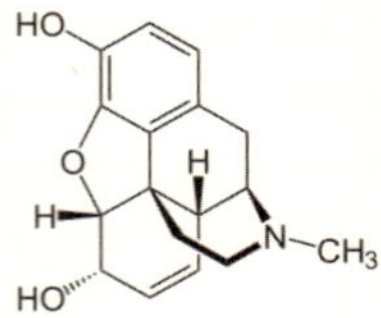

Morphin

Die gesamte Prozedur spielt sich innerhalb von weniger als einer halben Stunde ab. Was Wirkungen und Nebenwirkungen angeht, so ähnelt das Heroin aufgrund des Abbaus weitestgehend denen des Morphins. Heroin wird häufig auf einem Löffel mithilfe von Wasser und einer schwachen Säure – da Heroin selbst nicht wasserlöslich ist –, wie etwa der Ascorbinsäure, dem Vitamin C (zur Not reicht auch Zitronensaft) – erhitzt und dann unter Verwendung eines Filters in die Spritze gezogen. Das Fatale an der Herstellungsprozedur ist das Aufkochen und das Spritzen unter hygienisch nicht einwandfreien Bedingungen. Dadurch können krank machende Erreger in die Blutbahn geraten, von denen das Hepatitis C- und das Hepatitis B-Virus die unangenehmsten sind. Wird Heroin stattdessen geschnupft, besteht zwar trotzdem die Gefahr der Abhängigkeit, aber nicht das Risiko, eine verschmutzte Spritze zu verwenden. Die Übertragung von HIV passiert offenbar weniger häufig, als zunächst angenommen, da die HI-Viren nicht so stabil sind wie etwa die Hepatitisviren. Im Hinblick auf die weltweit überragende Bedeutung der Hepatitis B mit geschätzten 400 Millionen chronisch Infizierten sei an dieser Stelle kurz auf das Krankheitsbild eingegangen:

Bei etwa der Hälfte der betroffenen Erwachsenen wird die typische Leberentzündung mit Gelbsucht, Ausscheidung von dunkelbraunem Urin und hell gefärbtem Stuhl beobachtet. Darüber hinaus sind erhöhter Juckreiz, allgemeine Abgeschlagenheit und Müdigkeit sowie Appetitlosigkeit als Symptome bekannt. Eine Besserung erfolgt erst nach mehreren Wochen. Die ausgeheilte Krankheit hinterlässt einen lebenslangen Schutz vor Neuerkrankung. Leider kann die Infektion aber auch ohne Krankheitserscheinungen ablaufen. Werden danach schützende Antikörper nachgewiesen, spricht man von „stiller Feiung“ und man kann die Angelegenheit auf sich beruhen lassen, werden aber keine Antikörper gebildet, droht der oft lebenslange Verlauf, der mit einer Leberschrumpfung oder sogar mit dem Leberkrebs enden kann. Neben allgemeiner Behandlung (Bettruhe, Diät) versucht man bei chronischem Verlauf von mehr als sechs Monaten eine Behandlung mit Interferon/Lamivudin (oder anderen, in die Bildung der Erbsubstanz eingreifenden Mitteln). In extremen Fällen bleibt nur die Lebertransplantation als letzte Rettung. Glücklicherweise steht seit 30 Jahren eine gut verträgliche Impfung zur Verfügung. Bei der ähnlich – allerdings in noch mehr Fällen chronisch – verlaufenden Hepatitis C (wo man weltweit mit etwa 170 Millionen chronisch Infizierten rechnet) kann man noch nicht auf einen Impfstoff zurückgreifen. Deshalb ist diese Form der Leberentzündung bei Heroinabhängigen die häufigere Variante. Das Schlimme an beiden Hepatitisformen ist die Tatsache, dass die Erreger auch bei Sexualkontakten an nicht geschützte Personen weitergegeben werden. Auf diese Art und Weise hat sich die Hepatitis B schon während der 1950er Jahre vor allem in den USA ungehemmt ausbreiten können. Westeuropa und der Rest der Erde folgten mit etwa zehnjähriger „Verspätung“. Das Fazit aus dem „Fall Heroin“ klingt ernüchternd: Hätte man bei der Firma Bayer schon vor Beginn des Ersten Weltkriegs auf die Warnungen von vielen Seiten reagiert und das Mittel aus dem Verkehr gezogen, wäre vermutlich viel Unheil vermieden worden – und vor allem wären nicht Zigmillionen weltweit an der am Ende oft tödlichen Hepatitis B erkrankt.

Aufgrund der langen Laufzeit einer Infektion mit dem Hepatitis B- oder dem Hepatitis C-Virus kann die Zahl der Drogentoten nur sehr unvollständig geschätzt werden. Die Weltgesundheitsorganisation geht davon aus, dass Jahr für Jahr etwa fünfeinhalb Millionen Menschen durch die Folgen des Tabakkonsums oder des Passivrauchens umkommen, während „nur“ etwa 200.000 Menschen im Gefolge ihrer Drogensucht ihr Leben lassen müssen. Diese Daten zeigen aber vermutlich nur die Spitze des Eisbergs; denn in den meisten Ländern weiß man nicht einmal, wie viele Hepatitis B- und Hepatitis C-Tote es gibt und wie viele Personen – Partner und Angehörige – mittelbar durch die Infektion eines intravenös Drogensüchtigen umkommen; denn dass die meisten Drogenabhängigen nicht dem Bild entsprechen, das man sich in der Öffentlichkeit von ihnen macht, sondern durchaus normalen bürgerlichen Berufen nachgehen und in die Gesellschaft integriert sind, ist fast schon eine Binsenweisheit. Besonders verbreitet war und ist die Heroinsucht in der Musikerszene. Während einige ihrer Exponenten dabei ihr Leben lassen mussten – Curt Cobain, Janis Joplin, Jim Morrison und Charlie Parker sind nur einige von denen, bei denen der tödliche „Goldene Schuss“ bekannt wurde –, sind andere Vertreter der Szene mit dem Leben davongekommen: Weder John Lennon und Yoko Ono noch Marianne Faithful, Mick Jagger oder Keith Richards sind an den Folgen ihrer Sucht gestorben, auch wenn sie zum Teil erhebliche Gesundheitsstörungen davon getragen haben.

Um all die unangenehmen Begleiterscheinungen der Heroinsucht in den Griff zu bekommen, hat man von Seiten der Weltgesundheitsorganisation seit 2005 die schon in den 1960er Jahren in den USA propagierte Praxis der Substitution empfohlen und das dabei verwendete Methadon als „unentbehrliches Mittel“ klassifiziert. Die Substanz, die schon zu

Beginn des Zweiten Weltkriegs von der zur IG Farben gehörenden Firma Hoechst patentiert worden ist, ist im Gegensatz zum natürlichen Morphin und zum halbsynthetischen Heroin ein Produkt, dessen Totalsynthese im Labor vorgenommen worden ist. Dabei unterscheidet sich das Molekül rein äußerlich relativ stark vom Morphin, verfügt aber über ein ähnliches Wirkungsspektrum. Man spricht deshalb nicht von einem Opiat, sondern von einem Opioid, also von einer dem Opium ähnlichen Substanz. Der Vorteil des Methadons ist die Verabreichung, die nicht per Spritze, sondern in Tablettenform, alternativ auch in Form von Tropfen oder von Sirup erfolgt. Wenn das Methadon unter Kontrolle verabreicht wird und flankierende soziale Maßnahmen angeboten werden, kann man die Heroinsucht eines Abhängigen durchaus in den Griff bekommen – wie zahlreiche Untersuchungen weltweit gezeigt haben. Bislang sind nur zwei Hauptnachteile der Methadon-Substitution bekannt geworden: Zum einen verläuft der biochemische Abbau der Substanz im Körper ungewöhnlich schnell, sodass größere Methadonmengen benötigt werden, um einen Effekt zu erzielen. Zum anderen reagiert ein Teil der Methadonkonsumenten mit einer Verlängerung der Q-T-Zeit im Elektrokardiogramm (EKG), mit anderen Worten: Die Zeit, die von der Erregung der Herzvorhöfe bis zur Erholung der Herzkammer nach der Herzaktion vergeht, wird verlängert, was das Herz für Rhythmusstörungen anfälliger macht, die im Ernstfall sogar zum plötzlichen Herztod führen können. Durch eine engmaschige EKG-Kontrolle zu Beginn der Methadongabe kann aber ohne große Schwierigkeiten erkannt werden, ob diese Gefahr besteht oder nicht. Das sogenannte QT-Syndrom kann im Übrigen auch durch andere Arzneimittel – wie etwa bei der Vorbeugung der Malaria – ausgelöst werden. Werden die genannten Gesichtspunkte berücksichtigt, so kann die Methadon-Substitution so durchgeführt werden, dass von einem bestimmten Zeitpunkt an die Dosis langsam verringert wird, um ein „Ausschleichen" und damit ein Ende der Abhängigkeit zu erreichen. Wird zu viel Methadon genommen, kommt es also zur Vergiftung, so kann – ebenso wie beim Morphin – durch Verabreichung von Naloxon eine sofortige Behandlung erfolgen.

Phenacetin – vom Wundermittel zum Verbot

Die Arbeit in den großen Werkshallen vor allem im Schweizer Jura war hart, aber sie wurde gut bezahlt. Die Herstellung der weltweit geschätzten eidgenössischen Uhren verlangte von den Mitarbeitern Geduld, Ausdauer, Geschicklichkeit und vor allem stundenlanges Sitzen in einer körperlichen Zwangshaltung, die sowohl die Hals- als auch die Lendenwirbelsäule auf Dauer in Mitleidenschaft zogen. Dass eine solche Arbeitsweise zu Kopf-, Nacken- und Rückenschmerzen führte, war dabei kein Wunder. Über Jahre und Jahrzehnte aushalten konnten solcherlei Torturen nur ganz robuste Naturen oder solche Menschen, die sich mit Hilfe moderner Medikamente über Wasser zu halten versuchten. Dabei kamen nicht die „einfachen" Mittel früherer Jahre wie etwa die Acetylsalicylsäure (Aspirin) zum Einsatz, sondern zunehmend Kombinationspräparate, in denen mehrere schmerzstillende Komponenten – allen voran Phenacetin, ein damals als effektivstes und harmlosestes Schmerzmittel geltendes Präparat – enthalten waren und zusätzlich Koffein, mit dessen Hilfe sich die Uhrenhersteller „dopen" konnten. Phenacetin schien auf den ersten Blick vor allem deshalb gut geeignet zu sein, weil seine Einnahme – anders als etwa der Gebrauch von Aspirin – nicht zu den von vielen gefürchteten Magenschmerzen und Magenblutungen führte.

Dass man in den Uhrenwerken dem Missbrauch jahre- bis jahrzehntelang untätig zusah, lag daran, dass die eingesetzten Mittel offensichtlich keine größeren Nebenwirkungen zu haben schienen. Überall lagen die Tabletten bereit, wenn die Schmerzen wieder einmal überhand nahmen. Die kleinen Helfer wie Saridon, Treupel, Spalt oder Dolviran wurden in großen Mengen vertilgt, manchmal sogar wie Radieschenscheiben auf dem Frühstücksbrot. So konsumierte der durchschnittliche Arbeiter Tag für Tag Phenacetinmengen zwischen 5 und 10 g und damit jährlich mehreren Kilogramm. Der jahrelange Abusus blieb nicht ohne Folgen, was man erkannte, als der Schweizer Mediziner Walter Blumer am 1. April 1969 einen Aufsatz bei der schweizerischen „Zeitschrift für Präventivmedizin" einreichte, in dem er den „Schmerzmittelmissbrauch als Ursache chronischer Nierenerkrankung" thematisierte. Dabei berichtet der, dass er 108 Schmerzmittelpatienten zehn Jahre lang beobachtet hatte und führt aus, dass „vier Frauen an primärer chronischer Pyelonephritis oder interstitieller Nephritis" gestorben waren, d.h. an einer am Ende tödlichen Nierenbeckenentzündung mit Nierenfunktionsstörung. Weiter heißt es: „Bei der übrigen Bevölkerung kamen keine solchen Todesfälle vor." Wie man der Häufung von Todesfällen begegnen könnte, habe die Untersuchung auch gezeigt; denn Blumer schreibt: „Durch geeignete prophylaktische und therapeutische Maßnahmen konnte der Schmerzmittelmissbrauch eingedämmt werden, und seither traten in dieser Praxis keine tödlichen Fälle von chronischer Pyelonephritis mehr auf." Am Ende der Zusammenfassung ist zu lesen: „Aus diesen Beobachtungen, zusammen mit Angaben der Literatur, wird der Schluss gezogen, dass der Schmerzmittelmissbrauch für die starke Zunahme der erwähnten Nierenerkrankungen verantwortlich ist und dass die Einführung der Rezeptpflicht für diese Mittel befürwortet werden muss."[14]

Zum Glück begnügte man sich in der Folge nicht mit der Rezeptpflicht, sondern verhängte weit schärfere Sanktionen. Die U.S. Food and Drug Administration verbot phenacetinhaltige Substanzen im November 1983, die Schweizer Firma Hoffmann La Roche entfernte daraufhin die Verbindung aus ihrem Präparat „Saridon" und 1986 verschwand das Phenacetin auch in Westdeutschland aus den Regalen der Apotheken – während es übrigens in der DDR bis zum sprichwörtlich bitteren Ende im Handel war.

Warum das Phenacetin dermaßen großen Erfolge feiern konnte, wird schnell deutlich, wenn man sich in die Geschichte der Schmerzlinderung vertieft: Während der zweiten Hälfte des 19. Jahrhunderts stand den Ärzten, die bei ihren Patienten Schmerzen stillen wollten, lediglich die Rinde des Chinabaums zur Verfügung und einige Jahre später auch die Rinde der Weide. Die darin enthaltenen Wirkstoffe wie das 1820 entdeckte Chinin und die Salicylsäure wirkten auch fiebersenkend und entzündungshemmend, zeichneten sich aber durch mehr oder weniger starke Nebenwirkungen aus. So wurden bei der Verwendung von Chinin immer wieder allergische Reaktionen beobachtet und auch die Wirkungen auf die Gebärmuttermuskulatur waren alles andere als ungefährlich. Salicylsäure hingegen beeinträchtigt das Atemzentrum und im Magen-Darmbereich kommt es nicht selten zu Blutungen. Wie es der Zufall wollte, forschte während dieser Zeit der US-amerikanische Chemiker Harmon Northrop Morse auf dem Gebiet der organischen Naturstoffe. Morse wurde zu Beginn des 20. Jahrhunderts durch seine Forschungen auf dem Gebiet des osmotischen Drucks bekannt, einer Größe, die den Druck von Partikeln charakterisiert, die, wenn sie in Wasser gelöst sind, einen Druck erzeugen können. Dieser Druck ist beispielsweise für die Aufrechterhaltung der Druckverhältnisse in der Säugetierzelle verantwortlich. Anfang der 1870er Jahre war der in Göttingen zum Doktor der Naturwissenschaften promovierte Forscher aus Vermont noch auf einem ganz anderen Gebiet tätig. Dabei stellte er mit dem Phenacetin, N-(4-Ethoxyphenyl)acetamid, eine stickstoffhaltige organische Verbindung her (wobei Morse vermutlich nicht der Erste war, der Phenacetin erfolgreich synthetisierte), die sich in der Folge als entzündungshemmend, fiebersenkend und schmerzstillend herausstellte. 1888 wurde das Medikament eingeführt und war über ein Jahrhundert lang einer der absoluten Renner auf dem Pharmamarkt. Dies war vor allem darauf zurückzuführen, dass praktisch keine unangenehmen Nebenwirkungen bemerkt wurden. Ein Abbauprodukt des Phenacetins, das relativ ungefährliche Paracetamol, ist noch heute als Fiebersenker und Schmerzstiller in Gebrauch. Das „dicke Ende“ kam erst wesentlich später und umso gravierender. Dass das Phenacetin so beliebt war, lag nicht nur an seinen Hauptwirkungen, die es zum idealen Medikament bei Zahnschmerzen, Fieber und Migräne werden ließen, sondern paradoxerweise auch an den angenehmen Nebenwirkungen, die es beinahe in die Reihe der Psychopharmaka rückten: Schläfrigkeit und Ruhe auf der einen, aber auch gesteigerte körperliche und psychische Leistungsfähigkeit bis hin zur Euphorie auf der anderen Seite ließen es für viele Zeitgenossen zum willkommenen Dopingmittel werden. Dass am Ende eine ganze Reihe negativer Eigenschaften bis hin zur Krebsentstehung verifiziert werden konnten, lag in erster Linie an dem bereits eingangs erwähnten Missbrauch bei den Beschäftigten der Schweizer Uhrenindustrie.

Patienten, die jahre- bis jahrzehntelang Phenacetin, in etwa 1 kg (bis hin zu Mengen im zweistelligen Kilogrammbereich), eingenommen haben, berichten zunächst kaum über Beschwerden – es sei denn über Kopfschmerzen und nur in seltenen Fällen einmal über Schmerzen im Bereich der Nieren. Erst nach jahrelangem Missbrauch stellen sich zunehmende Nierenkoliken ein, die in eine chronische Niereninsuffizienz münden, was bedeutet, dass ihre Nieren nur noch eingeschränkt oder gar nicht mehr funktionsfähig sind. Selbst wenn der Phenacetin-Konsum eingestellt wird und das Krankheitsbild damit zum Stillstand kommt, besteht ein nicht unerhebliches Risiko für die Entstehung von bösartigen Tumoren der Nieren und der ableitenden Harnwege. Wegen des engen Zusammenwirkens zwischen Nieren und dem Blutkreislauf bedeutet dies aber auch, dass das Risiko, an einer Herz-Kreislauf-Krankheit zu sterben, ebenfalls steigt. Zwei Jahrzehnte nach dem Phenacetin-Verbot in der Schweiz konnte ein Basler Pathologe bei Routineuntersuchungen an Leichen nachweisen, dass das Krankheitsbild der Phenacetinniere dank des Verbots nahezu völlig verschwunden ist. Noch mehrere Jahrzehnte zuvor rechneten die Mediziner damit, dass im Extremfall jeder zehnte Fall einer chronischen Nierenfunktionsstörung auf eine andauernde Überdosierung des Phenacetins zurückzuführen war. Wie die Phenacetinniere bei langjährigem Missbrauch entsteht, ist mittlerweile ebenfalls aufgeklärt worden: Letzten Endes schädigt die Verbindung die Haargefäße, die Kapillaren also, indem ein Hormon blockiert wird, das eine Erweiterung der Gefäße bewirkt. Dadurch kommt es zu Durchblutungsstörungen im Bereich der Niere und schließlich zum Absterben der Strukturen, die für die Filtration von Blutbestandteilen sorgen.

Heute, mehr als ein Vierteljahrhundert nach dem Verbot, ist das Phenacetin als Schmerzmittel weitgehend in Vergessenheit geraten und findet in einschlägigen Lehrbüchern kaum mehr Erwähnung. Im berühmten „Pschyrembel", dem „klinischen Wörterbuch", das bei jedem Arzt im Bücherschrank steht, gibt es in der Auflage von 2012 das Stichwort „Phenacetin" schon gar nicht mehr, sondern nur noch die „Phenacetinniere" mit einem knappen Text von gerade einmal fünf Zeilen.

Thalidomid – vom Contergan-Skandal zur Renaissance eines geächteten Arzneimittels

Am 9. November 1989, dem Tag, an dem die Mauer in Berlin fiel, wurde Thomas Quasthoff 30 Jahre alt. Dass für den als Sprecher und Moderator beim Norddeutschen Rundfunk tätigen Hildesheimer damit die Voraussetzung für die Besetzung einer Professorenstelle für Gesang an der „Musikhochschule Hanns Eisler" in Ostberlin gegeben sein würde, konnte Quasthoff zu diesem Zeitpunkt natürlich noch nicht ahnen. Fünf Jahre zuvor hatte es bereits ein erstes veritables Wunder im Leben des 25-Jährigen gegeben, als er in der Braunschweiger Johanniskirche als Bass in Louis Spohrs Oratorium „Die letzten Dinge" seinen ersten öffentlichen und sehr erfolgreichen Auftritt hatte. Aufsehen erregend war dieser Auftritt vor allem deshalb, weil Quasthoff 1959 mit einer Conterganbehinderung zur Welt gekommen war und weil ihm deshalb die Musikhochschule in Hannover zunächst die Aufnahme verweigert hatte – mit der Begründung, dass er mit seinen verkürzten Armen, missgebildeten Händen und einer Körpergröße von gerade einmal 1,31 Meter kein Klavier spielen könne. Bis zu seinem Verzicht auf weitere Auftritte Anfang 2012 galt der vielseitige, auch in der Welt des Jazz bekannt gewordene Bassbariton als einer der wichtigsten deutschen Sänger der Gegenwart und gleichzeitig als einer der prominentesten Behinderten in der Republik.

Dass es bei ihm überhaupt zu den Missbildungen kommen konnte, lag daran, dass seine Mutter während der Schwangerschaft – wie nicht wenige andere werdende Mütter zu dieser Zeit – ein Schlaf- und Beruhigungsmittel mit Namen Thalidomid, auch heute noch besser bekannt unter dem Namen Contergan, eingenommen hatte. Das Medikament, das seit

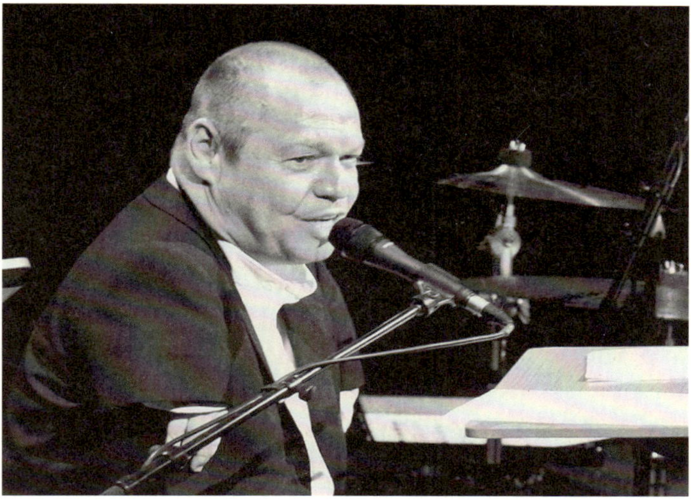

Thomas Quasthoff, der wohl berühmteste Contergangeschädigte

dem 1. Oktober 1957 rezeptfrei erhältlich war, hatte bei den zahlreichen Tierversuchen an Ratten, Mäusen, Kaninchen, Meerschweinchen, Hunden und Katzen, die seit der Entdeckung im Jahre 1954 vorgenommen worden waren, keinerlei gravierende Nebenwirkungen gezeigt, sodass man die Zulassung ausgesprochen hatte. Einer der beiden Forscher, die den Stoff entwickelt hatten, war der gerade einmal 40-jährige Mediziner Heinrich Mückter, der bereits in jungen Jahren eine steile Karriere hingelegt hatte: Während des Zweiten Weltkriegs war er nämlich Stellvertretender Direktor des Instituts für Fleckfieber- und Virusforschung beim Oberkommando des deutschen Heeres in Krakau gewesen und in dieser Eigenschaft war er für zahlreiche (am Ende vergebliche) Versuche zur Produktion eines Fleckfieberimpfstoffs im industriellen Maßstab verantwortlich gewesen, bei denen eine Reihe von KZ-Insassen ums Leben gekommen war. Während des deutschen Rückzugs war es ihm gelungen, sich der Verhaftung zu entziehen, aus Polen zu verschwinden und 1946 eine Stelle bei der neu gegründeten Firma Grünenthal in Stolberg/Rheinland anzutreten, die sich als erstes deutsches Unternehmen auf die Herstellung und den Vertrieb des Antibiotikums Penicillin spezialisiert hatte. In diesem Zusammenhang wird auch heute noch heftig darüber diskutiert, wie Mückter an das Penicillin gekommen sein könnte. Zwar weiß man, dass während des Zweiten Weltkriegs Penicillin, das 1941 erstmals klinisch im angloamerikanischen Raum eingesetzt worden war, auch in Deutschland erforscht wurde, doch die Resultate waren offensichtlich recht bescheiden. Das von Heinrich Mückter „Thalidomid" genannte Schmerzmittel, mit der wissenschaftlichen Betzeichnung 2-(2,6-Dioxo-3-piperidyl)isoindol-1,3-dion – oder kürzer: Phthaloylisoglutamin –, ist eine Verbindung aus einem kohlenstoffhaltigen Sechsring und zwei weiteren stickstoffhaltigen Ringen. Die Substanz ähnelte den Barbituraten, die schon fast ein ganzes Jahrhundert lang zu den am häufigsten verwendeten Schlafmitteln gehörten. Die Forschungsabsicht der Firma Grünenthal lag aber keineswegs im Bereich der Schlafmittel-, sondern nach wie vor im Sektor der Antibiotikaherstellung. Das nun erstmals hergestellte Thalidomid war also im eigentlichen Sinn des Worts ein „Abfallprodukt" der Antibiotikasynthese, wurde aber dennoch weiter untersucht, da man prüfen wollte, ob es eine Einsatzmöglichkeit für die Verbindung gab.

Einer der an den Thalidomid-Versuchen mitbeteiligten Forscher hatte im Übrigen einige Tabletten des noch nicht zugelassenen Mittels nach Hause mitgenommen und seiner schwangeren Frau verabreicht. Das einige Monate später geborene Kind kam ohne Ohren zur Welt und gilt seitdem als das erste Conterganopfer der Medizingeschichte. Dass diese

Fehlbildung mit der Einnahme des Schlafmittels zusammenhing, wusste damals aber kein Mensch. Und dass man überhaupt auf das Missbildungsrisiko stieß, lag paradoxerweise daran, dass das Mittel ohne Rezept gekauft werden und demzufolge einen weit höheren Marktanteil gewinnen konnte als die rezeptpflichtigen Konkurrenzpräparate.

1959, im zweiten Jahr nach der Zulassung von Contergan, wurde von mehreren deutschen Medizinern über eine Zunahme von Missbildungen bei Neugeborenen berichtet – ohne dass man den Grund für diese Entwicklung hätte benennen können. Erst Ende 1960 forderten einige deutsche Neurologen die Rezeptpflicht für das Medikament, da sie einen Zusammenhang zwischen der Einnahme von Contergan und dem Auftreten von Nervenschäden vermuteten. Danach ging es Schlag auf Schlag: Am 1. August 1961 trat die Rezeptpflicht in Kraft, was sofort zu einem drastischen Umsatzeinbruch führte. Obwohl zu dieser Zeit, und vor allem nach dem Bau der Berliner Mauer am 13. August 1961, fast die gesamte öffentliche Diskussion auf die schwere Ost-West-Krise fokussiert war, legte der „Spiegel" nach und berichtete wenige Tage später über „Zuckerplätzchen forte" und die vermutlich durch die Einnahme von Contergan hervorgerufenen neurologischen Schäden. Wenig später kam dann mit einem Artikel in der „Medizinischen Welt", einer hoch angesehenen Fachzeitschrift, die Affäre richtig in Gang: Der Krefelder Mediziner Hans Rudolf Wiedemann schilderte 13 Fälle von Fehlbildungen der Gliedmaßen bei Neugeborenen, die während eines Zeitraums von nur zehn Monaten aufgetreten waren – ohne dass eine Ursache zu benennen gewesen wäre. Mitte November rief der prominente Hamburger Humangenetiker Widukind Lenz bei Grünenthal an und berichtete über seine Forschungsergebnisse, die mit denen des Australiers William

Griffith Mac Briden identisch waren: Der Zusammenhang zwischen der Einnahme von Contergan während der Schwangerschaft und den beobachteten Missbildungen war nun eindeutig gesichert. Der Fachartikel von Lenz in der „Deutschen Medizinischen Wochenschrift" zum Thema und schließlich ein Artikel in der „Welt am Sonntag", der am 26. November 1961 erschien, besiegelten das Schicksal des Wirkstoffs. Bereits einen Tag später nahm Grünenthal das Mittel vom Markt. Wie groß der Schaden gewesen ist, der durch die Einnahme von Contergan während der Schwangerschaft entstanden ist, kann auch heute nicht genau beurteilt werden; denn zum einen stirbt eine nicht unbeträchtliche Zahl von Embryonen und Foeten während der ersten Schwangerschaftsmonate ab und zum anderen existierte nirgendwo eine Meldepflicht für Gliedmaßenfehlbildungen. Aus diesem Grund ist man auf Schätzungen angewiesen – und die fallen naturgemäß recht unterschiedlich aus. Während der „Bundesverband Contergangeschädigter" von etwa 5.000 Opfern ausgeht, kommen andere Verbände, Institutionen und Forscher auf mindestens 10.000 Fälle.

Die juristischen Nachwehen der Contergan-Affäre waren auch noch mehr als 40 Jahre nach dem Rückruf des Medikaments zu spüren: Zwar hatten die Eltern der geschädigten Kinder und die Firma Grünenthal bereits 1970 einen Vergleich geschlossen, der durch die Zahlung von 100 Millionen Mark durch die beklagte Firma zu Stande kam. Doch da die Mittel für die Conterganstiftung bereits 1997 aufgebraucht waren, kam es zu weiteren Verhandlungen, die 2006 verkompliziert wurden, da dem WDR, der einen Fernsehfilm über das Thema „Contergan" gedreht hatte, die Ausstrahlung des geplanten Zweiteilers untersagt wurde. Erst mehr als ein Jahr später flimmerte der Film mit Katharina Wackernagel, Benjamin Sadler und Denise Marko in den Hauptrollen über deutsche und österreichische Fernsehschirme. Und auch im darauffolgenden Jahr, als drei Contergangeschädigte und die Mutter eines Conterganopfers in einen nicht befristeten Hungerstreik traten, wurde das Thema wieder aufgegriffen. Erst 2009 erklärte sich Grünenthal endgültig bereit, auf freiwilliger Basis weitere 50 Millionen Euro in die Conterganstiftung fließen zu lassen.

Warum Thalidomid die Embryonenentwicklung stört, ist bis heute nicht genau geklärt. Immerhin konnte ein japanisches Forscherteam aber im Jahre 2010 durch einen Tierversuch zeigen, dass das Eiweiß Cereblon, das eine Schlüsselrolle bei der Entwicklung der Extremitäten spielt, durch die Bindung an Thalidomid in seinem Wirkungsmechanismus behindert wird – weswegen die Ausbildung von Armen und Beinen gehemmt wird. Beim Menschen ist Cereblon als Stabilisator von Kaliumkanälen bekannt. Diese Kanäle dienen, ebenso wie entsprechende Kanäle für geladene Natrium-, Magnesium- und Kalziumteilchen dazu, die Weiterverbreitung von Informationen im Körper zu garantieren und das elektrische Gleichgewicht im Organismus aufrechtzuerhalten. Des Weiteren ist Cereblon an der Steuerung der Eiweißbildung beteiligt. Mit der Wirkung des Cereblons auf die Kaliumkanäle (und seiner Blockierung durch Thalidomid) könnten die neurologischen Schäden während der Schwangerschaft erklärt werden und mit der Wirkung auf die Eiweißsynthese (und ihre Unterbindung durch Thalidomid) die Blockierung der Gliedmaßenbildung. Auch ist bekannt, dass die Bildung von Blutgefäßen während der Embryonalentwicklung durch Thalidomid gestört wird, weil die Substanz den sogenannten vaskulären endothelialen Wachstumsfaktor hemmt, der für die Blutversorgung von Gliedmaßen entscheidend ist. All diese molekularen Mechanismen führen dazu, dass bei Contergangeschädigten Röhrenknochen fehlen können, dass es zur Bildung von sogenannten Klumphänden kommen kann, dass die Ohrmuschel fehlen kann, dass aber auch der Enddarm verengt sein kann und dass es zu Nervenlähmungen, insbesondere des Nervus facialis, kommen kann, des Gesichtsnerven also, der für die Muskelfunktion im Gesicht, und damit für die Ausbildung der Mimik verantwortlich ist und auch die Drüsenversorgung steuert. Eine Befürchtung, die man anfangs hinsichtlich der Langzeitwirkung von Thalidomid hatte, hat sich allerdings glücklicherweise nicht bewahrheitet: So werden die bei Contergan-Opfern aufgetretenen Schäden nicht an die nächste Generation weitervererbt.

Dass das Thalidomid jedoch auch heute noch produziert wird und paradoxerweise als durchaus segensreiches Medikament gelten darf, liegt an einigen weiteren Eigenschaften der Substanz, die während der 1960er Jahre noch gar nicht bekannt waren, sondern erst schrittweise während der intensiven Thalidomid-Forschung in den 1970er und den 1980er Jahren ans Licht kamen. So hat sich die Substanz inzwischen als sehr effektiv bei der Entzündungshemmung erwiesen. Außerdem führt man ihre krebshemmenden Eigenschaften auf die oben bereits erwähnte Blockierung der Ausbildung von Gefäßen zurück. Deshalb gibt es im Augenblick (durchaus erfolgreiche) Versuche, bestimmte Unterarten des Prostatakarzinoms durch die Gabe von Thalidomid zu beeinflussen. Auch bei der Behandlung einiger Knochenmarkkrebsarten wie etwa des Multiplen Myeloms (auch unter dem Namen Plasmozytom bekannt) wird seit einigen Jahren Thalidomid eingesetzt.

Die Hauptindikation für die Weiterverwendung liegt aber in der Behandlung der Lepra. Die Wirkung auf den „Aussatz“

wurde bereits 1964 erstmals beschrieben, als ein israelischer Dermatologe einer Leprapatientin Thalidomid verabreicht und festgestellt hatte, dass sich die geschwürigen Veränderungen bei der Patientin unter der Wirkung des Medikaments stark zurückgebildet hatten. Daraufhin wurde das Mittel in den klassischen Lepraländern, vor allem in Brasilien, getestet und tatsächlich als wirkungsvoll identifiziert. Aus Sicherheitsgründen hatte man dort, ebenso wie in Kolumbien – angesichts der hohen Analphabetenzahl eine Zeichnung auf den Packungen angebracht, auf denen eine durchgestrichene schwangere Frau abgebildet war. Gerade wegen dieses Piktogramms nahm das Unheil nun seinen Lauf; denn das Gerücht, bei Thalidomid handele es sich um eine neue Antibabypille, verbreitete sich in Windeseile – mit der fatalen Folge, dass es erneut allein in Brasilien zu knapp 500 behördlich anerkannten Conterganfällen kam. Da Thalidomid aber ohne Zweifel bei der Behandlung von Lepraerkrankungen als hochwirksam gilt und weitere Indikationen durchaus vielversprechend aussehen, darf es weiterhin hergestellt werden. Produzent ist nicht mehr Grünenthal, sondern die US-amerikanische Firma Celgene, die bereits an der Weiterentwicklung des Moleküls arbeitet. Und obwohl die Sicherheitsvorkehrungen bei der Abgabe von Thalidomid enorm sind – der Hersteller und die am Verteilungsprozess beteiligten Apotheker müssen sicherstellen, dass das Medikament nicht in die Hände von Schwangeren gerät –, erlebt die noch vor einem halben Jahrhundert allgemein (und zu Recht) verteufelte Substanz Contergan derzeit zumindest wieder eine bescheidene Renaissance.

Geheimdienstgeschichten

Agentenromane haben die Leser dieser Erde spätestens seit dem Ende des Zweiten Weltkriegs und dem Beginn des Kalten Kriegs zunehmend fasziniert. Stellvertretend für andere Autoren sei an dieser Stelle der Brite John le Carré („Der Spion, der aus der Kälte kam") genannt, der das Metier ebenso aus eigener Anschauung kannte wie sein Schriftstellerkollege Graham Greene („Unser Mann in Havanna"). Manche Historiker behaupten auch heute noch (zu Recht oder zu Unrecht?), dass Spionage und Gegenspionage während des Kalten Kriegs die Menschheit vor dem Abgrund des Atomkriegs gerettet hätten. Auf der anderen Seite hat es auch zahlreiche Geheimdienste gegeben, deren Aktivitäten einzig und allein die Unterdrückung der eigenen Bevölkerung zum Ziel hatten. Allen gemeinsam war und ist aber die Tatsache, dass im Agentenmilieu gemordet wird, und zwar nicht zu knapp. Dabei kommt es häufig darauf an, nicht zu offen und nicht zu lautstark vorzugehen, um keine unerwünschten Gegenreaktionen zu provozieren und um vor allem keine Spuren zu hinterlassen. Anhand dreier Beispiele soll an dieser Stelle gezeigt werden, wie raffiniert auch hier der Einsatz verschiedener Gifte geplant und in die Tat umgesetzt wurde. Sarin, Rizin und Polonium stehen hier für eine Geschichte, die vor dem Zweiten Weltkrieg begonnen hat und die immer noch nicht zu Ende ist – auch wenn einige der Regierungen und Staatsapparate, deren Protagonisten Giftmorde in Auftrag gegeben haben, mittlerweile fast spurlos von der Bildfläche verschwunden sind.

Ricin oder der giftige Regenschirm

Die Londoner Waterloo-Bridge hat in ihrer Geschichte manches historisch wichtige Ereignis erlebt: So führte der englische Physiker Michael Faraday dort 15 Jahre nach der Eröffnung der Brücke im Jahre 1817 einige wichtige Messungen in Bezug auf das Magnetfeld der Erde durch. Mehr als 100 Jahre später, im Zweiten Weltkrieg, war sie die einzige der Londoner Themse-Brücken, die von der deutschen Luftwaffe zerbombt wurde – was einen Neubau erforderlich machte, der 1945 fertiggestellt wurde. 33 Jahre später rückte sie erneut ins Rampenlicht der internationalen Öffentlichkeit; denn sie wurde Schauplatz eines der skurrilsten und grausamsten Szenarien des Kalten Kriegs:

Er war einer dieser Tage, die schon den nahen Herbst erahnen lassen, der 7. September 1978. Im fernen Sofia, der Hauptstadt der sozialistischen Volksrepublik Bulgarien, feierte gerade Todor Schiwkow, der bulgarische Diktator, seinen 67. Geburtstag, als ein anderer Bulgare, der Schriftsteller und Journalist Georgi Markow, die Brücke über die Themse betrat. Sein Ziel war die nahe Haltestelle, wo er auf seinen Bus warten wollte, der ihn jeden Tag zu seinem Arbeitsplatz bei der BBC brachte. Markow war zu diesem Zeitpunkt 49 Jahre alt – und möglicherweise dachte er, während er auf die Schiffe starrte, die unter der Brücke hindurchfuhren, an das unvorstellbare Glück, dem diktatorischen Balkanregime entronnen zu sein. Schon einmal hatte er dem Tod ins Auge geblickt; denn mit 19 Jahren war er schwer an Tuberkulose erkrankt und musste eine monatelange Irrfahrt durch verschiedene Krankenhäuser über sich ergehen lassen. Jahre später hatte er, kaum von der Lungenkrankheit genesen, das erste Mal mit einem Roman auf sich aufmerksam gemacht und nach weiteren Bucherfolgen wurde ihm 1962 für seinen Roman „Männer“ schließlich der höchste bulgarische Literaturpreis verliehen.

Natürlich hätte es immer so weitergehen können und Markow hätte sein bohemienhaftes Leben fortsetzen und in Ruhe seine Honorare einstreichen können – wenn, ja wenn er nicht dem Diktator die Stirn geboten und allerlei Stücke und Schriften publiziert hätte, die Todor Schiwkow partout nicht in den Kram passten: So nützte er schließlich 1969 eine Reise nach Italien, um sich in den Westen abzusetzen. Als ihm zwei Jahre später der bulgarische Pass entzogen wurde, ließ er sich in London nieder und begann sogar am Ende auf Englisch zu schreiben. 1974 wurde eines seiner Theaterstücke auf dem Edinburgh-Festival ausgezeichnet – und so gelang es ihm schließlich, sich in der britischen Hauptstadt zu etablieren. Dass er nicht nur für den BBC, sondern auch für die Deutsche Welle und für Radio Free Europe arbeitete, nahm ihm offensichtlich vor allem Todor Schiwkow persönlich übel.

Als er an jenem 7. September 1978 auf der Waterloo-Bridge stand und noch immer auf den Bus wartete, verspürte er plötzlich im Oberschenkelbereich ein Gefühl, als habe ihn ein Insekt gestochen. Er drehte sich um, sah einen Mann neben sich, der dabei war, einen offensichtlich auf den Bürgersteig gefallenen Regenschirm aufzuheben, hörte, wie dieser einige Worte der Entschuldigung murmelte, bevor er die Straße überquerte und schließlich in einem zufällig vorbeikommenden Taxi davonfuhr. Als Markow wenig später selbst im Bus saß, der ihn zu seiner Arbeit bringen sollte, hatte er die Angelegenheit schon fast wieder vergessen. Später, als er dabei war, seinen Schreibtisch im Rundfunkhaus aufzuräumen, fiel ihm der Stich wieder ein und er suchte die nächstbeste Toilette auf, um sich seinen Oberschenkel etwas näher anzuschauen. Dabei entdeckte er einen roten Fleck und berichtete wenig später einem Kollegen von dem morgendlichen Vorfall.

Als der Oberschenkel am Abend immer stärker zu schmerzen begann und er Fieber bekam, entschloss er sich, einen Arzt aufzusuchen. Im Hinblick auf den sich ständig verschlechternden Allgemeinzustand nahm man ihn schließlich sogar stationär auf. Dabei war der Blutdruck alarmierend niedrig und 15 Stunden nach der Attacke begann Markow zu erbrechen. Am 10. September war schließlich eine Reihe von Lymphknoten stark angeschwollen und das einsetzende Herzrasen mit Werten um 160 Schläge pro Minute und Überleitungsstörungen zwischen Herzvorhöfen und -kammern deutete auf erhebliche Schäden im Reizleitungssystem des Herzens hin. Gleichzeitig war er nicht mehr in der Lage, Urin auszuscheiden; während man versuchte, die Nierentätigkeit wieder in Gang zu bringen, begann Markow aus dem Darm zu bluten und schließlich fiel er ins Koma und starb am 11. September unter den Zeichen der Atemlähmung, ohne dass man ihm medizinisch hätte weiterhelfen können. Über die Ursache für seinen plötzlichen Tod konnten auch die behandelnden Ärzte nur vage spekulieren. Letzten Endes aber respektierten sie Markows Wunsch nach einer genauen Untersuchung; denn der Dissident hatte ihnen, als er noch bei Bewusstsein war, von seinen Auseinandersetzungen mit der kommunistischen Partei berichtet und den Verdacht geäußert, dass er möglicherweise Opfer eines Giftanschlags geworden sein könnte.

Markow sollte Recht behalten; denn die Rechtsmediziner, die die Obduktion vornahmen, entdeckten im Muskel eine gerade einmal anderthalb Millimeter im Durchmesser messende Kugel mit zwei Löchern, die nicht größer als jeweils

0,35 Millimeter waren. Die genauere metallurgische Untersuchung ergab, dass es sich um hochwertiges Edelmetallmaterial handelte: 90 Prozent Platin und zehn Prozent Iridium enthielt die Legierung und sie umschloss eine zuckerartige Masse, in der man Spuren von Rizin fand. Dabei war der Inhalt so raffiniert gestaltet, dass die Zuckermasse bei Erreichen der Körpertemperatur zu schmelzen begann, sodass das giftige Rizin erst innerhalb der Muskulatur freigesetzt und schließlich über die Blutbahn in Herz und Hirn transportiert werden konnte.

Natürlich ist der Fall auch heute, mehr als drei Jahrzehnte später, nicht endgültig aufgeklärt. Es gibt aber immerhin harte Details, die für eine Beteiligung des bulgarischen Geheimdiensts sprechen; denn einige sowjetische Überläufer wussten zu berichten, dass mithilfe der rizinhaltigen Edelmetallkugeln in der Sowjetunion immer wieder missliebige Bürger des roten Riesenreichs getötet worden waren. Interessant war aber vor allem die Aussage, wonach der damalige sowjetische Geheimdienstchef und spätere Moskauer Machthaber Juri Andropow den Bulgaren zwar technische Hilfe zugesichert, gleichzeitig aber eine gezielte Tötung Markows durch den KGB abgelehnt habe – ob aus Rücksicht auf die sowjetisch-britischen Beziehungen, ist bis heute nicht geklärt. Dass das Attentat aber genau an Schiwkows Geburtstag durchgeführt wurde, spricht auch heute noch stark für die Sofia-Connection und die Verwicklung des bulgarischen Geheimdienstes in die Affäre Markow.

Dass man bei der Suche nach einem geeigneten Gift für den bulgarischen Dissidenten ausgerechnet auf Rizin stieß, erscheint logisch, wenn man die Eigenschaften der Substanz betrachtet, die schon vor mehr als 100 Jahren von Paul Ehrlich, dem berühmten Bakteriologen und Pharmakologen, erforscht worden war. Gewonnen wird die Eiweißverbindung aus den Samenkörnern des Wunderbaums, der auch unter dem Namen „Rizinusstaude" bekannt ist und zu den Wolfsmilchgewächsen gehört. Während der Verzehr der Samen erst in höheren Dosen zur tödlichen Vergiftung führt, liegt die LD_{50} für Mäuse bei der Inhalation des Gifts bei winzigen 0,04 mg/kg Körpergewicht und bei der Einspritzung in den Muskel oder in die Blutbahn zwischen 0,05 und 0,1 mg/kg Körpergewicht. Menschliche Todesfälle soll es sogar schon bei einer Menge von 0,25 mg gegeben haben. Damit zählt Rizin zweifelsohne zu den wirksamsten Giften aus dem Pflanzenreich. Warum der Wunderbaum ein so potentes Gift produziert, ist unklar, doch die wahrscheinlichste Erklärung dürfte die Entwicklung während der Evolution sein: Gifte wie Rizin bilden einen fast unüberwindlichen Fraßschutz – und so lassen denn auch Ratten und Mäuse den Baum lieber in Ruhe.

Chemisch betrachtet ist Rizin ein zuckerhaltiges Eiweiß, dessen Wirkung auf der Hemmung der Eiweißsynthese im Organismus beruht. Da aber der Stoffwechsel ohne Eiweißbildung nicht aufrechterhalten werden kann, ist jeder, der eine genügend große Menge Rizin verabreicht bekommt, ein sicherer Todeskandidat, denn bislang ist kein wirksames Gegengift bekannt. Auf der anderen Seite kann Rizin äußerst leicht gewonnen werden; denn schließlich wird es in großen Mengen angebaut – vor allem in Süd-, Ostasien und in Südamerika. Die Kultivierung des Wunderbaums verspricht den Bauern eine gute Rendite; denn schließlich kann aus ihm das stark nachgefragte Rizinusöl gewonnen werden.

Natürlich stellt sich angesichts dieser Gegebenheiten die Frage, warum nicht häufiger Rizinattentate verübt werden und warum der Stoff nicht auch bei der biologischen Kriegsführung eine Rolle spielt. Dass der bulgarische Geheimdienst auch andere Dissidenten im Visier gehabt haben muss, beweist ein Anschlag, der zehn Tage vor dem Regenschirmattentat in London in der französischen Hauptstadt verübt worden war. Im Fall des Opfers Wladimir Kostow traf die Platin/Iridiumkugel, die – ähnlich wie später bei Markow – aus der Spitze eines Regenschirms durch eine im Schirmgriff befindlichen Feder abgefeuert worden war, den Oberschenkel nicht richtig. Da der Bulgare etwas festere Kleidung trug, konnte ihm das Gift, von dem nie die volle Dosis seinen Organismus erreichte, nicht lebensgefährlich werden. Dass das Rizin zwar auch bei anderen, nur jeweils einer einzigen Person geltenden Attentaten zum „Erfolg" geführt hat, nicht jedoch als biologische Waffe zur Tötung größerer Menschenmassen verwendet wurde, liegt an der Instabilität der Substanz. So lassen sowohl Wärme als auch UV-Licht den Stoff rasch zerfallen. Auch eine Reihe von als Oxidationsmittel bekannten Substanzen zerstört die Struktur des Rizins ebenso wie schon schwache Säuren. Gleichwohl wird immer wieder mit dem Stoff experimentiert: So sollen Verbündete der Terrororganisation Al Kaida in Afghanistan ebenso mit dem Stoff hantiert haben wie eine Gruppe von US-Gegnern im Irak.

Dass der Mord an Georgi Markow wenigstens nicht ganz ungesühnt geblieben ist, zeigt die Geschichte Bulgariens nach dem Ende des Schiwkow-Regimes. Beim Versuch der Aktenvernichtung wurde Schwikows früherer Geheimdienstchef erwischt und landete im Gefängnis. Und der stellvertretende Innnenminister, der ebenfalls zu den Drahtziehern des Attentats gehört haben soll, zog es – sicher ist sicher – am Ende vor, Selbstmord zu begehen.

Sarin oder das „zufällige“ Pflanzenschutzmittel

Es war ein Montag wie jeder andere in diesem wunderbaren Frühling des Jahres 1995: Die Katastrophe von Fukushima war noch 16 Jahre entfernt und die Menschen, die in der japanischen Hauptstadt Tokio die U-Bahnen benutzten, um zur Arbeit zu fahren, ahnten nichts Böses, als sie sich in die überfüllten Züge drängten, um nur ja nicht zu spät zu kommen. Zwölf verschiedene Untergrundbahnlinien gab es in Tokio zu dieser Zeit und für fünf Züge von fünf verschiedenen U-Bahnen sollte es eine Fahrt in den Abgrund werden; denn plötzlich werden die Fahrgäste reihenweise ohnmächtig und sofort beginnt die Panik, weil jeder versucht, sich so schnell wie möglich auf dem nächsten Haltebahnhof nach draußen zu retten. Doch auch auf den Straßen, die zu den U-Bahnhöfen führen, geht die Panik weiter, denn bislang offensichtlich nicht betroffene Tokioter fangen plötzlich auch an zu schwanken, fallen reihenweise um und versuchen mit vielen anderen, die nächstgelegenen Krankenhäuser zu erreichen. Schließlich sind es Tausende, die ambulant oder stationär behandelt werden müssen – mehr als 6.000 Fälle werden dokumentiert – und dennoch kommt für einige von ihnen jede Behandlung zu spät; denn das Vertrackte an der Situation ist, dass zunächst niemand weiß, welches Gift die U-Bahn-Passagiere eigentlich eingeatmet haben.

Erst viel später kann das Geschehen – zunächst nur bruchstückhaft, dann mit immer deutlicheren Hinweisen – aufgeklärt und der Stoff identifiziert werden: Offensichtlich waren fünf Angehörige einer obskuren Sekte die Täter, die unter dem Namen „Ōmu Shinrikyō“ schon einmal durch ein Attentat aufgefallen ist – ihre Mitglieder glauben fest daran, als Einzige im Besitz der Wahrheit zu sein. Genau um acht Uhr morgens haben sie gleichzeitig in fünf verschiedenen U-Bahn-Waggons mit Regenschirmspitzen ihre in Zeitungspapier eingewickelten Plastiktüten angestochen und danach sofort die Bahnen verlassen. Die in den Beuteln vorhandene Flüssigkeit breitet sich dank ihres hohen Dampfdrucks binnen weniger Minuten aus und sorgt so für die Vergiftung. Es handelt sich um Sarin, eine giftige Substanz mit hoher struktureller Ähnlichkeit zu dem uns bereits bekannten, einige Jahre später hergestellten Pflanzenschutzmittel E 605 (Parathion) - das Meisterstück des Gerhard Schrader. Um die 1938 hergestellte Verbindung mit einem griffigeren Namen bezeichnen zu können, wählte man einfach die Namen **S**chraders und der drei weiteren an der Synthese beteiligten Forscher **A**mbros, **R**üdiger und von der L**in**de und nannte den Stoff Sarin.

Da Schrader mit Tabun zwei Jahre zuvor eine ähnliche Substanz hergestellt und an massiven Vergiftungserscheinungen gelitten hatte, interessierte sich auch in diesem Fall die Wehrmacht für den Stoff und verbot Schrader und seiner Gruppe die weitere Arbeit, um die Substanz selbst für militärische Zwecke nutzen zu können. Dass der Stoff die Erwartungen erfüllen würde, lag an seinen Eigenschaften; denn die Vergiftungsfolgen deuteten auf ausgezeichnete Möglichkeiten für den Einsatz als Kampfgas hin: Sehstörungen, Augenschmerzen, Atemnot, übermäßige Speichelabsonderung, Krämpfe, Schweißausbruch und Erbrechen, Bewusstlosigkeit, Atemlähmung und Tod sind die Folgen einer Sarinvergiftung – wobei die Schwere der Symptome von verschiedenen Faktoren beeinflusst werden. Über die Haut aufgenommen, wirkt Sarin beim Menschen mit einer LD_{50} von 28 mg/kg Körpergewicht. Eingeatmet, reicht schon eine Konzentration von 90 Mikrogramm (millionstel Gramm!) pro Kubikmeter, um 50 Prozent der Menschen zu töten.

Der Mechanismus der Wirkung ähnelt dabei dem des E 605: Sarin blockiert die Acetylcholinesterase im Nervensystem und sorgt so für eine Dauererregung der Nerven. Dabei ist es rund 1.000-mal giftiger als E 605. Der Vorteil der Ähnlichkeit mit E 605 liegt natürlich darin, dass es mit dem Atropin, dem Gift der Tollkirsche, ein effektives Gegengift gibt. Als präventive Maßnahme werden Menschen, die möglicherweise mit Sarin in Kontakt kommen, Oximtabletten verabreicht, die, ähnlich wie das Atropin, die Wirkung des Gifts neutralisieren können. Da Sarin auch über die Haut aufgenommen werden kann, leistet einzig ein Ganzkörperschutz samt Maske ausreichend Schutz.

Die deutsche Wehrmacht war während der zweiten Phase des Zweiten Weltkriegs immerhin noch in der Lage, 30 Tonnen Sarin herzustellen, doch die Inbetriebnahme einer spezifisch für die Sarinproduktion gebauten Anlage in der Nähe von Breslau gelang nicht mehr. Rätselhaft ist nach wie vor, warum das Gift im Krieg nicht eingesetzt wurde. Noch immer halten sich Spekulationen, wonach Adolf Hitler, der möglicherweise während des Ersten Weltkriegs Opfer eines Giftgasangriffs war, vor dem Einsatz von Giftgasen generell zurückschreckte.

Auch nach dem Zweiten Weltkrieg ging die Sarinforschung und -produktion weiter. So sollen sowohl die USA als auch Russland mehrere Tausend Tonnen Sarin eingelagert haben. Und natürlich ist der Stoff auch immer wieder in die falschen Hände geraten, wie sein Einsatz im Irak während der Herrschaft Saddam Husseins zeigt. Woher das Gift stammte, ist allerdings unklar. Der Diktator hätte es auch im eigenen Land herstellen können, denn die Produktion ist relativ einfach: Jedenfalls kam es am 16. und am 17. März 1988 in der vorwiegend von Kurden besiedelten Stadt Halabdscha zu einem

Massaker an der Bevölkerung, das nur zufällig bekannt wurde: Mehrere Tausend Menschen fanden dabei den Tod und bei weiteren 10.000 Betroffenen folgten chronische Krankheiten und ebenfalls ein viel zu früher Tod. Verantwortlich war offensichtlich ein Verwandter Saddam Husseins, der unter dem Namen „Chemical Ali" mehr als 20 Jahre später hingerichtet wurde. Dieser Ali Hasan al-Madschid wollte offensichtlich den nach Autonomie strebenden Kurden einen Denkzettel dafür verpassen, dass sie angeblich während des irakisch-iranischen Kriegs mit den Persern gemeinsame Sache gemacht hatten. Nicht ausgeschlossen ist darüber hinaus die mögliche Beimengung von Blausäuregas, was natürlich die Wirkung des Gasangriffs noch erheblich potenzieren half.

Und wo wir schon bei den üblichen Verdächtigen sind, darf natürlich auch der chilenische Diktator Augusto Pinochet nicht fehlen: Auch in dem südamerikanischen Land, in dem sich eine Militärjunta im September 1973 an die Macht geputscht hatte, wollte man etwaige Gegner des Regimes möglichst schnell und effektiv beseitigen: Viele von ihnen sollen einfach aus Flugzeugen ins Meer geworfen worden sein, doch auf die Dauer suchte man nach besseren Methoden, um die Macht zu stabilisieren. Da traf es sich gut, dass Eugenio Berrios, ein junger, begabter Biochemiker, bereit war, in die Dienste des Geheimdienstes DINA zu treten. Berrios, der zum Zeitpunkt des Putsches gerade einmal 25 Jahre alt war, war ein wahres Wunderkind; denn er war nicht nur in der Lage, mit Botulinumtoxin und Milzbrandsporen umzugehen, sondern kannte sich auch in der Phosphonesterchemie aus und produzierte Sarin, um Regimegegnern den Garaus zu machen. Um dem Diktator hohe Deviseneinnahmen zu verschaffen, war er auch in der Kokainbranche tätig. Und wo Pinochets Schergen waren, war auch Paul Schäfer nicht weit, der berühmt-berüchtigte Leiter der Colonia Dignidad, auf deren Gelände offensichtlich Versuche mit verschiedenen chemischen und biologischen Giften vorgenommen wurden. In diesem Ambiente soll auch der Tod des Eduardo Frei vorbereitet worden sein, des christdemokratischen Vorgängers von Salvador Allende, den wiederum Pinochet gestürzt hatte. Frei hatte den Putschisten zwar zunächst mit Wohlwollen gegenübergestanden, hatte sich aber später zum erbitterten Gegner entwickelt und sollte deshalb beseitigt werden. Die Geschichte von Freis Tod liest sich wie ein schlechter Agententhriller aus der Zeit des Kalten Kriegs: Frei wurde im Januar 1982 im Alter von 71 Jahren stationär eingewiesen, da bei ihm eine Leistenbruchoperation vorgenommen werden sollte. Nachdem er den Routineeingriff zunächst gut überstanden hatte, starb er offensichtlich an den Folgen einer Infektion – was am Ende dazu führte, dass er von belgischen Pathologen obduziert wurde. In den Gewebeproben wurden dabei neben Senfgas auch erhebliche Mengen an Thalliumverbindungen gefunden. Die entnommenen Organe sollen allerdings auf mysteriöse Weise verschwunden sein.

Berrios, der in all diese Fälle involviert war, bezog bis 1990 nicht unerhebliche Mittel vom chilenischen Geheimdienst. Dann wurde das politische Klima für Leute wie ihn ungemütlich; denn die Pinochet-Ära ging zu Ende und die nachfolgenden Demokraten begannen, die Morde des Diktators unter die Lupe zu nehmen. Als sie für die DINA immer gefährlicher wurden, nahmen zahlreiche Agenten Reißaus, darunter auch Berrios, dem es gelang, nach Uruguay zu entkommen. Seit 1992 galt er als vermisst, bis der CLARIN, eine einflussreiche argentinische Tageszeitung, in ihrer Sonntagsausgabe vom 26. Mai 1996 mit der Schlagzeile aufmachte: „Los restos son de Berrios“. Ein Jahr zuvor hatte man an einem uruguayischen Strand Leichenteile eines menschlichen Körpers gefunden und unter dem Verdacht, dass es sich dabei um Überreste des Geflohenen handeln könnte, eine Untersuchung des Zahnstatus und der DNA vorgenommen. Dadurch konnte der Tote schließlich als Eugenio Berrios identifiziert werden.

Ob mit dem Tod von Saddam Hussein, Chemical Ali und Eugenio Berrios allerdings die mörderische Reise des Sarin um die Welt beendet ist, vermag heute noch niemand zu sagen; denn Geheimdienste und Diktatoren kümmern sich nur in den seltensten Fällen um so nebensächliche Fragen wie die nach ethischen Prinzipien und humanitären Überlegungen. Und deshalb ist es nur zu wahrscheinlich, dass irgendwo auf der Welt noch Bestände des Nervenkampfstoffs lagern, um eines fernen Tages gegen Menschen eingesetzt zu werden, die man für Gegner der jeweiligen politischen Ordnung hält…

Mord durch Strahlen: der Fall Litwinenko

Das Millenium Hotel Mayfair am Grosvenor Place in London gilt als eine der Topadressen in der britischen Hauptstadt. Etwa anderthalb Kilometer von der Waterloo-Bridge entfernt hat sich in dieser Luxusherberge am 1. November 2006 ein Agentendrama abgespielt, wie es bis dato nirgendwo vorgefallen war: Um die Mittagszeit betrat ein früherer KGB- und – nach dem Zerfall der Sowjetunion – FSB-Mitarbeiter und aktueller Agent des britischen Geheimdiensts M 16 die Bar des Hotels, um sich dort mit zwei früher ebenfalls für den sowjetischen Geheimdienst tätigen Geschäftsleuten, Dimitri Kowtun und Andrei Lugowoi, zu treffen. Bis heute ist nicht ganz geklärt, wer die vierte Person im Bunde gewesen sein könnte. Alexander Walterowitsch Litwinenko, wie der mittlerweile im Vereinigten Königreich eingebürgerte Ex-Spion hieß, trank offensichtlich nur einen Tee und verabschiedete sich dann, da er noch zwei weitere Termine hatte, unter anderem mit einem tschetschenischen Rebellensprecher.

Noch am selben Abend fühlte sich Litwinenko matt und krank, hatte Kopfschmerzen und Verdauungsbeschwerden und konsultierte schließlich einen Arzt, der ihn sofort ins nächste Krankenhaus einwies. Später erfolgte die Verlegung in die Londoner Universitätsklinik. Da der gebürtige Russe auf seine früheren Geheimdienstaktivitäten hingewiesen hatte, dachte man sofort an einen Giftanschlag und an ein Thalliumsalz als möglichen Auslöser der Krankheitserscheinungen. Dies war vor allem deshalb geschehen, weil die Symptome, unter denen Litwinenko litt, denen bei einer Thalliumvergiftung ähnelten – insbesondere der rapide Haarausfall. Die toxikologische Analyse verlief jedoch negativ und so konnte ein Thalliumsalz als Ursache ausgeschlossen werden.

Da die Krankheitserscheinungen auch denjenigen bei der akuten Strahlenkrankheit ähnelten, wurde kurz vor dem Tod Litwinenkos am 23. November 2006 von den behandelnden Ärzten auch in diese Richtung ermittelt. Und bald stand dann auch das radioaktive Element fest, das Litwinenko (offenbar in Form eines Salzes) verabreicht worden war: Polonium 210, ein radioaktives Metall mit einer Halbwertszeit von viereinhalb Monaten, das 1898 von Marie und Pierre Curie in Paris im Zuge der Radiumforschung entdeckt worden war.

Polonium entsteht durch spontanen radioaktiven Zerfall aus der Uranpechblende. Gegen Ende des 19. Jahrhunderts bestellte das Ehepaar Curie etwa eine Tonne des Minerals in Joachimsthal im Erzgebirge, das damals noch zur Österreich-Ungarischen Monarchie gehörte und nach dem Ende des Ersten Weltkriegs der neu entstandenen Tschechoslowakei zugeschlagen wurde und ließen das Material nach Paris schaffen. In der Folge isolierten die beiden Forscher aus dem Mineral zunächst die unvorstellbar kleine Menge von 100 mg Radium und begründeten damit die Lehre von der Radioaktivität. Später stellten die Curies fest, dass sich in dem Material, das sie in einem Pariser Hinterhof gelagert hatten, noch ein weiteres strahlendes Element befinden musste. Als sie es schließlich entdeckt und charakterisiert hatten, nannten sie es in Anspielung auf Marie Curies Heimatland „Polonium". Heute weiß man, dass 1000 Tonnen Pechblende die stolze Menge von 30 mg Polonium enthalten. Polonium entsteht beim Zerfall von Uran 238, das unter Strahlungsabgabe radioaktives Blei mit der Atommasse 210 liefert, woraus schließlich Polonium 210 gebildet wird. Anschließend wird unter Abgabe von Alphastrahlung stabiles Blei 206 gebildet. Heutzutage stellt man Polonium übrigens bequem durch Bestrahlung von Wismut 209 in großen Mengen im Kernreaktor her.

Beim natürlichen radioaktiven Zerfall handelt es sich um ein spontanes Geschehen, wobei mehrere Arten von Strahlen entstehen können, nämlich Alpha-, Beta- und Gammastrahlen. Bei den Alphastrahlen handelt es sich um Heliumkerne (mit der Atommasse 4 – deshalb Zerfall von Polonium 210 zu Blei 206!), während Betastrahlung Elektronenstrahlung ist und Gammastrahlen energiereiche elektromagnetische Strahlung darstellen. Die Reichweite dieser Strahlen richtet sich danach, ob es sich um Teilchen handelt (wie bei der Alphastrahlung) oder um „Energie". Logischerweise ist die Reichweite der Alphastrahlen am geringsten (wenige Zentimeter), die der Betastrahlung nur geringfügig höher (zehn Zentimeter), während bei Gammastrahlung, die vom Energieinhalt im weitesten Sinne den Röntgenstrahlen ähneln, die Reichweite viele Kilometer betragen kann. Beim beruflichen Umgang sind deshalb Alphastrahlen am leichtesten zu handhaben – zur Abschirmung reicht im Ernstfall schon ein Stück Papier –, während man Gammastrahlen nur sehr schwer ausweichen kann – deshalb werden Bleischürzen und Bleiplatten verwendet, da sie relativ durchdringsicher für diese Art von Strahlen (wie auch für Röntgenstrahlen) sind.

Gefährlich wird es allerdings, wenn Alphastrahlen direkt in den Organismus gelangen; denn dann erfolgt eine Bestrahlung von innen und nicht – wie bei der Kontamination der Haut – eine Bestrahlung ohnehin abgestorbener und abgeschilferter Hautzellen. Man nimmt an, dass die biologische Wirkung von Alphastrahlen, wenn sie „von innen" wirken, etwa 20-mal stärker ausfällt als die von Beta- oder von Gammastrahlen. Werden alphastrahlende Materialien eingeatmet oder verschluckt, so leiden als Erstes die Zellen des Bronchialsystems bzw. diejenigen des Magen-Darm-Trakts. Je nach aufgenommener Menge leiden die Patienten dann an der

„akuten Strahlenkrankheit" mit Erbrechen, Durchfall, Appetitlosigkeit, sodann Blutungen (durch Zerstörung der Blutplättchen), Infektionen (da die weißen Blutkörperchen geschädigt werden), neurologischen Erscheinungen wie Kopfschmerzen und Schwindel und schließlich Krampfanfällen, Zittern, Fieber und Müdigkeit. Wie man am Beispiel Hiroshima gesehen hat, wo 1945 die erste Atombombe abgeworfen wurde, kann man die Bestrahlung zwar überstehen, doch bei den Überlebenden können Erbgutveränderungen zu einem erhöhten Krebsrisiko führen und zudem Schäden bei den Nachkommen auftreten, wenn denn überhaupt die Fruchtbarkeit erhalten geblieben ist.

Von der Diagnostik her ist natürlich die Spur eines radioaktiven Elements relativ leicht zu verfolgen; denn da schon kleinste Mengen strahlen, haben Detektive hier gute Möglichkeiten. Im Fall Litwinenko fanden sich weitere Spuren des Stoffs auch im Büro des mittlerweile in London lebenden russischen Oligarchen Boris Beresowski, bei den Gesprächspartnern Litwinenkos Lugowoi und Kowtun, in der Wohnung der ehemaligen Frau Kowtuns in Hamburg, im Haus der früheren Schwiegermutter Kowtuns in der Nähe von Pinneberg, in der britischen Botschaft in Moskau und in mehreren Flugzeugen, darunter auch solchen von British Airways.

Natürlich wäre Litwinenko zu keinem Zeitpunkt mehr zu retten gewesen; denn die Einnahme einer größeren Menge an Polonium führt unweigerlich zum Tod. Und dass es – beispielsweise für die russische Staatsführung – genügend Gründe gab, Litwinenko zu liquidieren, wird deutlich, wenn man sich die Liste der Verbrechen anschaut, als deren Urheber der Ex-Agent Moskau identifizierte. So behauptete er, Moskau habe im Jahre 1999 eine Schießerei im armenischen

Parlament initiiert, bei der unter anderem der Premierminister Sargasian umkam, sei ebenso für die Geiselnahme im Moskauer Dubrowka-Theater verantwortlich gewesen, habe ebenfalls die Geiselnahme in der kaukasischen Ortschaft Beslan gesteuert, sei enge Verbindungen mit dem Terrornetzwerk Al Kaida eingegangen und habe schließlich auch die Ermordung der Journalistin Anna Politkowskaja zu verantworten.

Wie Litwinenko letztlich das Gift aufgenommen hat, ist bislang nicht abschließend geklärt worden; denn die möglichen Schuldigen haben sich bis jetzt einer Befragung entzogen. Dass das Polonium relativ kurz vor Beginn der Krankheitserscheinungen in seinem Organismus gelangt sein muss, liegt auf der Hand; denn bei der Schwere des Krankheitsbildes muss es sich um eine hohe Strahlendosis gehandelt haben. Die Theorie, wonach die Vergiftung bereits bei einem vorangegangenen Treffen Mitte Oktober stattgefunden habe, wirkt deshalb nicht besonders glaubwürdig. Da der Ex-Spion mit seinen beiden Gesprächspartnern lediglich eine Tasse Tee getrunken hat, deutet vieles darauf hin, dass das Gift auf irgendeine Art und Weise in dieses Getränk gelangt sein muss.

Dass die Strahlenkrankheit bei Zufuhr immer kleiner Dosen auch ganz langsam beginnen kann, zeigt das Beispiel der Marie Curie. Bereits im Herbst 1898, und damit etwa ein Dreivierteljahr nach dem Beginn der Versuche mit der Pechblende, klagte sie über entzündliche Hautveränderungen und eine allmähliche Ablösung der Haut an den Fingerspitzen. Als sie 1903 die Nachricht von der Nobelpreisverleihung erhielt – außer ihr sollten Henri Becquerel und ihr Ehemann Pierre Curie ausgezeichnet werden –, konnte sie nicht nach Stockholm reisen, da ihr Gesundheitszustand außerordentlich schlecht war. Zudem hatte sie in jenem Jahr auch noch eine

Fehlgeburt erlitten. Gleichwohl wurde 1904 ihre zweite Tochter geboren – bereits 1897 hatte sie ebenfalls eine Tochter zur Welt gebracht, die später wie ihre Mutter mit dem Nobelpreis ausgezeichnet wurde.

Marie Curies Gesundheitszustand verschlechterte sich vor allem während der 1920er Jahre zunehmend und immer häufiger musste sie bei ihrer Tätigkeit Pausen einlegen und ärztliche Hilfe in Anspruch nehmen. Als sie 66 Jahre alt war, wurde bei ihr eine „aplastische perniziöse Anämie" festgestellt – mit anderen Worten: Ihr Knochenmark war so geschädigt, dass die Blutbildung zu versagen begann. Ihren letzten Sanatoriumsaufenthalt überlebte sie nicht und so starb sie als eines der berühmtesten Opfer ihrer beruflichen Tätigkeit. Ihre Tochter Irène Curie, die zusammen mit ihrem Mann Frédéric Joliot die künstliche Radioaktivität entdeckt hatte, ereilte der Tod bereits im Alter von 58 Jahren und damit im selben Alter wie ihren Ehemann. Offensichtlich hatte auch hier die chronische Strahlenexposition ihr Werk vollbracht. Dass ein Leben mit der Radioaktivität auch anders enden kann, zeigt das Schicksal der zweiten Tochter Eve. Die spätere Biografin ihrer Mutter starb erst 2007 in New York – kurz vor Vollendung ihres 103. Lebensjahrs. Auch ihr Vater Pierre Curie ging nicht an den Folgen der Strahlenbelastung zugrunde: Kurz vor seinem 47. Geburtstag verließ er, wohl noch ganz in Gedanken an seine Experimente versunken, das Gebäude, in dem die Versuche durchgeführt wurden. Dabei übersah er ein Pferdefuhrwerk, wurde überrollt und starb an den Folgen des Schädelbruchs, den er sich bei dem Unfall zugezogen hatte.

Wird Deutschland entgiftet? Ein kleines Schlussgift

Pünktlich zum Osterfest 2012 – wann denn auch sonst hätte man einen solche Meldung bringen können? – erschienen in der bundesdeutschen Presse Dutzende von Artikeln zum Thema „...noch mehr Dioxin-Eier in Nordrhein-Westfalen", wobei es unter anderem hieß: „Nach einem neuen Fund von Dioxin in Eiern sind in Nordrhein-Westfalen zwei weitere Betriebe gesperrt worden. Es handelt sich um zwei Direktvermarkter, einer davon hat das Bio-Siegel". Daran, dass es derlei Verunreinigungen bei Lebensmitteln auch schon vor 20 oder gar 50 Jahren gegeben hat, denkt der landläufige Zeitungsleser häufig gar nicht nach; denn dass Vertreter der Verbindungsklasse, die häufig unter dem Stichwort „Sevesogift" subsumiert werden, überhaupt auch in kleinsten Konzentrationen nachgewiesen werden können, liegt an den großen Fortschritten, die die toxikologische Analytik in den vergangenen Jahrzehnten gemacht hat: Heutzutage können mithilfe modernster Verfahren bereits Mengen von weniger als 0,1 Pikogramm pro Liter Flüssigkeit nachgewiesen werden – und im Falle des menschlichen Blutes gelingt es sogar noch, 0,01 Pikogramm in einem Liter des wichtigen „Lebenssaftes" aufzuspüren. Pikogramm ist eine Einheit, bei der vielen Zeitgenossen, die in Gramm oder allenfalls in Milligramm rechnen, vermutlich der Atem stockt; denn bei einem Pikogramm handelt es sich um ein Billionstel (!) Gramm und bei 0,01 Pikogramm noch einmal um den hundertsten Teil dieser Menge – ein Quantum also. Dessen Nachweis zu Zeiten des Chemieunglücks im italienischen Seveso vor 36 Jahren überhaupt nicht möglich gewesen wäre, denn damals diskutierte man zwar auch schon über kleinste Mengen dieses „Ultragifts", doch die Rede war immer von Nanogramm, d.h. Milliardstel Gramm pro Kilogramm untersuchten Materials, und damit um das Hunderttausendfache dessen, was heute bereits aufgespürt werden kann. Mit anderen Worten: Wer heute den Eindruck gewinnt, dass es mit der Umwelt immer weiter bergab gehe, weil die Umweltverschmutzung zunehme, sollte sich zunächst einmal die Größenordnungen anschauen, bei denen heute die (politischen und journalistischen) Alarmglocken klingeln – und erst dann für sich eine Bewertung vornehmen.

Dass die Toxikologie, die Lehre von den Giften, in derartige, kaum noch vorstellbare Größenordnungen vordringen würde, hat vor 100 Jahren, als in Deutschland und seinen Nachbarländern erste Universitätsinstitute gegründet wurden, natürlich niemand voraussehen können. Und auch vor 60 Jahren, als in der bundesdeutschen Sportszene erstmals der Name Rudi Altig auftauchte, der berühmte Radrennfahrer, der 1962 sensationell die Spanienrundfahrt gewann und auch bei der Tour de France immer wieder für Furore sorgte, waren die Untersuchungsmethoden noch nicht so ausgereift, dass man seinen Spitznamen „Rollende Apotheke" mit eindeutigen Analyseergebnissen hätte unterfüttern können. Mit anderen Worten: Hätten Pharmakologie und Toxikologie nicht während der Jahrzehnte, die seitdem vergangen sind, so riesige Fortschritte gemacht, wären Sportler wie Jan Ullrich, Lance Armstrong und Alberto Contador sicher ungestraft davongekommen und Skandale wie der um die Sportmedizin in der DDR oder auch in der Freiburger Uniklinik hätte es gar nie gegeben. Umso mehr sollten uns Berichte zu denken geben, wie wir sie seit einigen Jahren (leider nur) in der Fachpresse (und leider nicht auch in den regionalen und überregionalen Tages- und Wochenzeitungen) lesen. So hieß es in den DGPT-Nachrichten – DGPT steht für „Deutsche Gesellschaft für Experimentelle und Klinische Pharmakologie und Toxikologie" – unter der Überschrift „Fällt die Toxikologie in Deutschland der Sparwut zum Opfer?": „Mit Sorge verfolgen Fachleute im In- und Ausland den Abbau von Lehrstühlen im Gebiet der Pharmakologie, Toxikologie und Klinischen Pharmakologie in Deutschland." Und dann klagen die Autoren darüber, „dass in den vergangenen Jahren alleine im norddeutschen Raum drei C4-Professuren für Toxikologie ‚eingespart' worden sind: Kiel, Rostock und Hamburg".[15] Und die DFG, die „Deutsche Forschungsgemeinschaft" oberste Wächterin der Wissenschaft in Deutschland, hatte in einer Denkschrift bereits im Jahre 1975 einen Ausbau der Toxikologie in Deutschland gefordert. „Positive Auswirkungen waren jedoch nur von kurzer Dauer", hieß es da – und: „Im Laufe der letzten 10 Jahre hat sich die Zahl der Universitätsinstitute von 20 auf die Hälfte, d.h. 10 vermindert. Bis auf zwei werden die Institutsleiter innerhalb der nächsten 5 Jahre emeritiert, und es ist zu befürchten, dass weitere Institute umgewidmet oder geschlossen werden. Wenn dieser Trend nicht aufgehalten wird, muss damit gerechnet werden, dass innerhalb weniger Jahre das Fach an den deutschen Universitäten nicht mehr existent sein wird."[16] Ob Nachrichten wie die 2009 vom NRW-Ministerium für Innovation, Wissenschaft, Forschung und Technologie verbreitete (zum Wintersemester 2009/2010 startete die Heinrich-Heine-Universität Düsseldorf federführend für eine Gruppe nordrhein-westfälischer Hochschulen den NRW-Masterstudiengang „Toxikologie") eine Trendwende bedeuten, muss dahingestellt bleiben. Zur Begründung für die Einrichtung des Studiengangs hieß es im Übrigen: „Die Toxikologie beschäftigt sich mit den gesundheitsschädigenden Wirkungen von chemischen Stoffen für Mensch und

Umwelt. Es ist ihre Aufgabe, mit der Risikobewertung von chemischen Stoffen die Grundlage der Chemikaliensicherheit im Bereich von Arzneimitteln, Industriechemikalien, Pflanzenschutzmitteln, Lebensmitteln und verbrauchernahen Produkten wie etwa Spielzeug und Kosmetika zu legen."

Und dann hieß es: „Im Raum Düsseldorf/Köln/Ruhrgebiet findet sich eine Konzentrierung toxikologischer Expertise mit dem einzigen Lehrstuhl für Toxikologie des Landes Nordrhein-Westfalen in Düsseldorf und leistungsfähigen Hochschul- und hochschulassoziierten Instituten in und um Düsseldorf, Dortmund, Essen, Bochum und Köln, die sich mit toxikologischen Fragestellungen beschäftigen. Dazu kommen die Kontakte mit in der Region ansässigen Firmen der chemischen und pharmazeutischen Industrie und Behörden. Eine Kerngruppe der an dem Masterstudiengang beteiligten Hochschullehrer blickt auf eine 15-jährige Erfahrung in toxikologischer Lehre im Rahmen von drei durch die Deutsche Forschungsgemeinschaft geförderten Graduiertenkollegs mit Düsseldorf als Sprecherhochschule zurück."

Wie man sieht, wurde die Toxikologie mit ihrem wohlgemerkt einzigen Lehrstuhl im bevölkerungsreichsten Land der Bundesrepublik Deutschland offenbar gerade noch einmal vor dem endgültigen Tod gerettet und das in Zeiten von Dioxineiern, Doping, Umweltverschmutzung und allgemeiner Verunsicherung hinsichtlich der Bedeutung von Pflanzenschutzmitteln, Lebensmittelzusatzstoffen oder Abfallprodukten der chemischen Industrie.

Und was das berühmte Institut anlangt, in dem die eingangs erwähnten toxikologischen Untersuchungen an Haaren vorgenommen wurden, so ist inzwischen eine drastische Verkleinerung vorgenommen worden. Das erst Mitte der 1960er Jahre errichtete Gebäude im Göttinger Süden, in dem der Autor selbst fast ein halbes Jahrzehnt gearbeitet hat, wurde inzwischen abgerissen. Die schmucken Wohnblocks, die man dort errichtet hat, lassen den heutigen Betrachter gar nicht mehr ahnen, dass in der Gegend früher für den naturwissenschaftlichen Bereich wichtige Forschungsvorhaben durchgeführt wurden.

Bleibt am Ende nur noch festzustellen, dass es sicherlich vermessen gewesen wäre, in einem Buch wie dem hier vorgelegten alle historischen und aktuellen Aspekte des Themas „Gift" zu beleuchten. Dazu hätte sicherlich auch der doppelte oder dreifache Umfang nicht ausgereicht. Wenn es aber anhand der Schilderung einiger Aspekte dieser spannenden Wissenschaft gelungen sein sollte, das Interesse für ein Gebiet der Forschung zu wecken, das so alt ist wie die Menschheit selbst, dessen weitere Existenz aber gerade im deutschsprachigen Raum nach wie vor bedroht ist, dann hat dieser Text seine Aufgabe voll und ganz erfüllt

Friedrich Hofmann

Bildnachweis

Verlag und Autor haben sich bemüht, alle Rechteinhaber ausfindig zu machen. In Fällen, wo dies nicht gelungen ist, bitten wir um Mitteilung.

Abb. 1: Jean-Louis David: Der Tod des Sokrates (Bildausschnitt) © bpk/The Metropolitan Museum of Art.

Abb. 2: Moritz Daniel Oppenheim: Heinrich Heine, 1831 © akg-images.

Abb. 3: Wasserleitungsrohr. Aus: Wilhelm Hofmann: Blei und Bleilegierung, 2. Auflage, 1962, S. 203 © Mit freundlicher Genehmigung von Springer Science and Business Media.

Abb. 4: Fotografie einer Fallhand. Aus: Ludwig Teleky: Gewerbliche Vergiftungen, 1955, S. 61 © Mit freundlicher Genehmigung von Springer Science and Business Media.

Abb. 5: Fotografie eines chronisch mit Blei vergifteten Kindes. Aus: Ludwig Teleky: Gewerbliche Vergiftungen, 1955, S. 66 © Mit freundlicher Genehmigung von Springer Science and Business Media.

Abb. 6: Warnplakat für Schriftsetzer © DGUV.

Abb. 7: Georg Lisiewski: Das Tabakskollegium, 1737 © akg-images.

Abb. 8: Matthias Grünewald: Isenheimer Altar (Bildausschnitt) © Colmar Musée d'Unterlinden.

Abb. 9: Fotografie des Kraters in Oppau © BASF - Unternehmensarchiv.

Abb. 10: Darstellung einer Narkosebehandlung.

Abb. 11: Werbung der Firma Bayer.

Abb. 12: Thomas Quasthoff © Foto: Elke Wetzig/CC-BY-SA.

Quellennachweis

1 Kijewski, H.: Die forensische Bedeutung der Mineralstoffgehalte in menschlichen Kopfhaaren, Lübeck 1993.

2 Theophrast von Hohenheim, genannt Paracelsus: Septem defensiones, in: Sämtliche Werke, bearbeitet von Kurt Goldammer, Bd. I, Wiesbaden 1965.

3 Platon: Apologie, Kriton, Euthyphron, Phaidon, in der Übertragung von Friedrich Schleiermacher, München 1962, S. 91–198.

4 Wepfer, J. J.: Cicutae aquaticae historia et noxae, Basileae: Officina Episcopiana, 1716. Digitalisierte Ausgabe der Universitäts- und Landesbibliothek Düsseldorf.

5 Rosegger, P.: Der Arsenikesser, in: „Waldheimat – Erzählungen aus der Jugendzeit", Bd. IV: Der Student auf Ferien. München 1983.

6 Heine, H.: Vermächtnis, in: Romanzero, Bernd Kortländer (Hrsg.): Heinrich Heine: Sämtliche Gedichte, Stuttgart 2006.

7 Stiefler, G.: Über Fälle von Bleilähmung nach Genuss bleihaltigen Obstweines, Z. ges. Neur. Psychiatrie, 77, (1922), S. 25–34.

8 Vitruvius: De architecture, Achtes Buch, Sechstes Kapitel „Anlage einer Wasserleitung, Graben von Brunnen und Zisternen", Wissenschaftliche Buchgesellschaft Darmstadt, 6. Aufl., Darmstadt 2008.

9 Ludwig Teleky: Gewerbliche Vergiftungen, Berlin – Heidelberg – New York 1955, S. 44–83.

10 Bach, J.S.: Erbauliche Gedanken eines Tobackrauchers, BWV 515 A.

11 Mischlewski, A.: Die Antoniter und Isenheim, in: Seidel, M., Mathis Gothart Nithart Grünewald, Der Isenheimer Altar, Belser-Verlag, Stuttgart 1973, S. 256–266.

12 Schmidbauer, W. / vom Scheidt, J.: Handbuch der Rauschdrogen, Frankfurt a. M. 2004.

13 Meyers Konversationslexikon. Bd. 4, 6. Aufl., Leipzig 1902–1909, S. 80f.

14 Blumer, W.: Schmerzmittelmissbrauch als Ursache chronischer Nierenerkrankung, Sozial. Präventivmed. 15 (1970), S. 11–17.

15 Toxikologie – Denkschrift, Deutsche Forschungsgemeinschaft, Spektrum Akademischer Verlag, Heidelberg 2000.

16 N.N.: Fällt die Toxikologie in Deutschland der Sparwut zum Opfer?' (DGPT-Nachrichten, BIOspektrum 6/03 (2003).